CHIRURGIE DU COU

Paris. — L. MARETHEUX, imprimeur, 1, rue Cassette.

CHIRURGIE

DU COU

PAR

FÉLIX TERRIER

Professeur à la Faculté de médecine de Paris,
Chirurgien de l'Hôpital Bichat,
Membre de l'Académie de Médecine.

A.-G. GUILLEMAIN

Chirurgien des Hôpitaux
de Paris.

A. MALHERBE

Ancien interne des Hôpitaux
de Paris,

AVEC 101 FIGURES DANS LE TEXTE

PARIS

ANCIENNE LIBRAIRIE GERMER-BAILLIÈRE ET Cie

FÉLIX ALCAN, ÉDITEUR

108, BOULEVARD SAINT-GERMAIN, 108

1898

PRÉFACE

Ce petit traité sur la chirurgie opératoire du cou est le résumé des leçons que j'ai professées à la Faculté de médecine, pendant l'année 1896 (semestre d'été).

Ces leçons ont été recueillies et mises au point par mes deux élèves et amis, MM. Guillemain et A. Malherbe, qui déjà ont publié avec moi un volume sur la chirurgie de la face, paru à la fin de 1896.

Tout ce qui a trait aux laryngoscopes, à la laryngoscopie, au cathétérisme des voies aériennes, au traitement endo-laryngien des tumeurs du larynx, appartient plus spécialement à M. le Dr A. Malherbe.

Le reste du traité est dû surtout à mon nouveau collègue des hôpitaux, M. le Dr Guillemain.

J'adresse à mes deux collaborateurs, mes plus sincères remerciements.

F. Terrier.

CHIRURGIE DU COU

PREMIÈRE PARTIE

CHIRURGIE DES VOIES AÉRIENNES

CHAPITRE PREMIER

LARYNGOSCOPIE, CATÉTHÉRISME ET DILATATION DES VOIES AÉRIENNES

I. — LARYNGOSCOPIE.

1° Aperçu historique.

La laryngoscopie est l'opération qui a pour but l'examen de la cavité du larynx. C'est Jean Czermak[1], professeur de physiologie à Pesth (1858) qui, le premier, créa véritablement la laryngoscopie. Grâce à lui, une nouvelle méthode d'exploration surgissait, et le laryngoscope devint dès lors un instrument précieux pour le diagnostic médical.

L'année précédente, en 1857, Ludwig Türck[2],

1. J. Czermak, *Du laryngoscope et de son emploi en physiologie et en médecine*, Paris, 1860, in-8°.

2. L. Türck, *Zeitschrift der Aerzte in Wien*, 26 avril 1858. — *Méthode pratique de laryngoscopie*, trad. franç., Paris, 1861, in-8°. — *Recherches cliniques sur diverses maladies du larynx, de la trachée et du pharynx*, étudiées à l'aide du laryngoscope, Paris, 1862, in-8°.

professeur de pathologie à Vienne, avait appliqué le miroir laryngien sur divers malades de son service ; mais comme il utilisait les rayons solaires directs, il fut obligé d'interrompre ses expériences dès l'automne. D'ailleurs, il semblait n'accorder que peu d'importance pratique à ses recherches puisque, dans une communication faite au Congrès de médecine de Vienne, il déclara qu'il était loin d'avoir des espérances exagérées sur l'emploi du miroir laryngien en médecine pratique.

Avant J. Czermak et L. Türck, quelques tentatives avaient bien été faites dans le but d'explorer la cavité du larynx : c'est ainsi que Bozzini (1807) fut le premier à se servir de miroirs pour examiner les arrière-narines, que Cagnard de Latour (1825) avait entrevu la possibilité d'apercevoir l'épiglotte et même la glotte, au moyen d'un miroir introduit au fond de la gorge.

En 1827, Senn avait fait construire un petit miroir pour voir la partie supérieure du larynx et de la glotte, après une opération de trachéotomie (observation présentée à l'Académie des sciences); mais il dut renoncer à son emploi, à cause de la petitesse de l'instrument.

Le 18 mars 1829, B. Babington présentait à la Société huntérienne un miroir enchâssé dans un anneau d'argent, muni d'une longue tige, et lui donnait le nom de *glottiscope;* mais la façon défectueuse dont il appliquait l'instrument lui permettait tout au plus de voir la base de la langue et l'épiglotte. En effet, il plaçait son miroir contre le palais et non au fond de la gorge;

de plus, il abaissait la langue avec une spatule.

Bennati (1832) avait fait construire par Selligne, fabricant d'instruments, un spéculum formé de deux tubes : l'un servait à porter la lumière jusqu'à la glotte et l'autre à transmettre à l'œil l'image de cette dernière réfléchie sur le miroir placé à l'extrémité gutturale de l'instrument.

Trousseau et Belloc se servent en 1837 d'un instrument analogue à celui de Selligne; mais ils déclarent eux-mêmes que, outre la très grande difficulté de l'appliquer, la présence de l'épiglotte empêche, par son ombre, de voir la partie supérieure du larynx.

Baumès (1838) présente à la Société médicale de Lyon un miroir « au moyen duquel on peut reconnaître facilement les inflammations et les ulcérations, que l'on ne pouvait que soupçonner à l'extrémité postérieure des fosses nasales, au larynx et dans quelques parties du pharynx[1] »; la façon de se servir de cet instrument n'est pas indiquée, ce qui explique peut-être pourquoi il fut si vite oublié.

Liston[2] (1840) décrit un miroir semblable à celui des dentistes, permettant de voir l'image de la cavité du larynx; mais il n'a jamais dû apercevoir les cordes vocales, car il ne parle que des ligaments ary-épiglottiques.

Ehrmann (1842) utilisa un miroir à peu près analogue.

1. Baumès, *Comptes rendus de la Société médicale de Lyon*, 1838.
2. Liston, *Practical surgery*, 3e édit., 1840, p. 417.

Warden[1] (1844) se servit d'un prisme de flint-glass, éclairé par une puissante lampe d'Argand, qui lançait toute sa clarté dans le pharynx.

Avery, de Londres (1844), au lieu du prisme de Warden, employait un spéculum et un réflecteur.

Garcia[2] (1854), professeur de chant à Londres, fut le premier qui songea à examiner son propre larynx pendant le chant. Il se servait d'un réflecteur, qui recevait les rayons solaires et les projetait sur un petit miroir placé contre la luette. Quand il expérimentait sur une tierce personne, il faisait arriver les rayons solaires directement sur le miroir. On peut dire qu'il créa l'autolaryngoscopie et donna de précieuses indications sur les fonctions des cordes vocales pendant l'inspiration et l'expiration.

Malgré toutes ces tentatives, c'est surtout à Jean Czermak et à ses élèves qu'est due la laryngoscopie. Il remplaça en effet la lumière solaire par un éclairage artificiel, dont il augmenta l'intensité au moyen d'un réflecteur, consistant en une feuille de papier blanc pliée en gouttière, à trois faces planes et appliquée contre le verre d'une lampe, de manière à ne laisser passer la lumière que d'un seul côté.

A partir de cette époque, les auteurs se sont

1. Warden, *Royal Scotish Society of arts. Description with illustrations of a totally reflecting prism for illumination of the open cavities of the body*, may, 1846.

2. Garcia, *Proceedings of the Royal Society of London*, 1855, t. VII, p. 13.

surtout attachés à créer des appareils de concentration : les plus connus sont ceux de Krishaber, Fauvel, Isambert, Moura-Bourouillou, Mandl, en France ; Lewin, Bruns, Stœrck, Türck en Allemagne ; Morell-Mackenzie, Duncan-Gibb en Angleterre.

2° Laryngoscopes.

Pour que l'image du larynx devienne visible, il est nécessaire que l'organe soit éclairé convenablement par une source lumineuse naturelle ou artificielle : à cet effet, on peut employer des appareils utilisant soit la lumière directe, soit la lumière réfléchie.

A. Éclairage par la lumière directe concentrée. — Un moyen d'augmenter l'intensité de la source lumineuse réside dans l'emploi d'appareils de concentration tels que des boules d'eau, des lentilles convergentes plan-convexes et biconvexes.

Les lumières artificielles les plus simples sont la lampe à l'huile ou au pétrole, le gaz, la lumière de Drummond, la lampe au magnésium, enfin l'électricité.

Parmi les appareils portatifs, c'est celui de Moura-Bourouillou qui jadis était classique et que l'on rencontrait dans toutes les vitrines d'instruments[1] (fig. 1). Il se compose essentiellement : 1° d'un *miroir* plan, plan-concave ou plan-convexe, ordinairement percé d'un trou et

1. Moura-Bourouillou, *Cours complet de laryngoscopie*, Paris, 1861. — *Traité pratique de laryngoscopie et de rhinoscopie*, 2e tirage, Paris, 1865.

dépourvu de tain à son extrémité inférieure; 2° d'une *lentille biconvexe* ou *plan convexe* fixée par une monture au miroir lui-même; 3° *d'une forte loupe*. Le tout est supporté par un collier de cuivre et une tige articulée. La convexité du collier est munie d'un côté d'un *porte-écran* dans lequel on met un morceau de papier ou de carton étamé, destiné à préserver les yeux

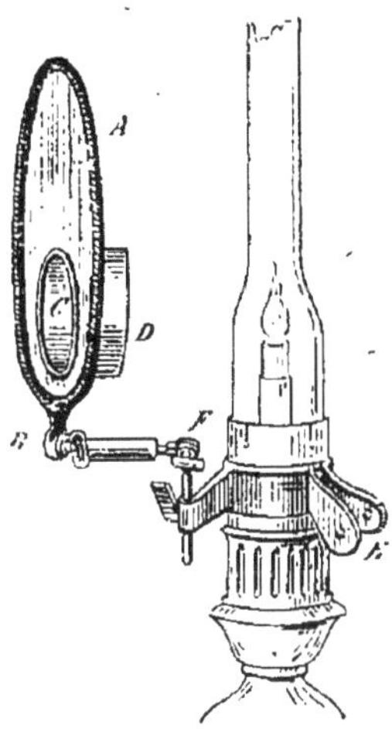

Fig. 1.
Appareil de Moura-Bourouillou.

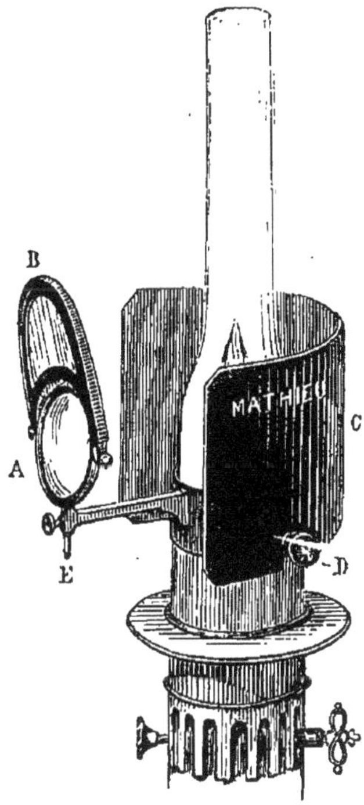

Fig. 2.
Appareil de Fauvel.

du médecin et à concentrer la lumière sur la lentille; de l'autre, elle porte une pièce dans laquelle est reçue la branche verticale de la tige articulée. Une vis permet d'élever ou d'abaisser à volonté cette tige.

Les diverses parties de ce laryngoscope se démontent de façon à pouvoir être contenues dans une boîte.

L'appareil de Fauvel (fig. 2), construit par

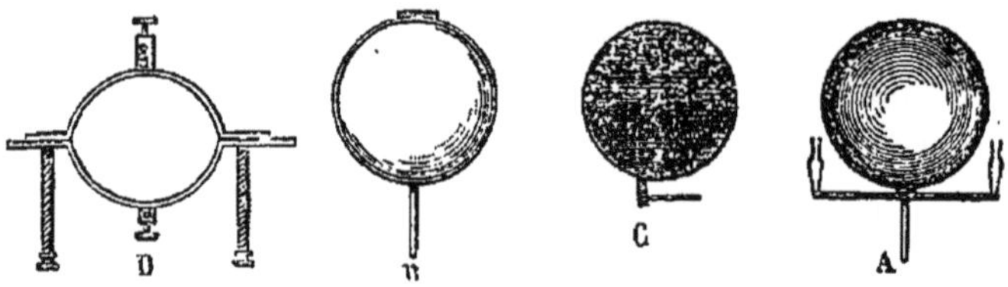

Fig. 3. — Appareil de Krishaber.

Galante, est analogue : il se compose d'un collier, d'une lentille mobile, de deux écrans ; celui de Krishaber (fig. 3) a un collier avec ressort à bou-

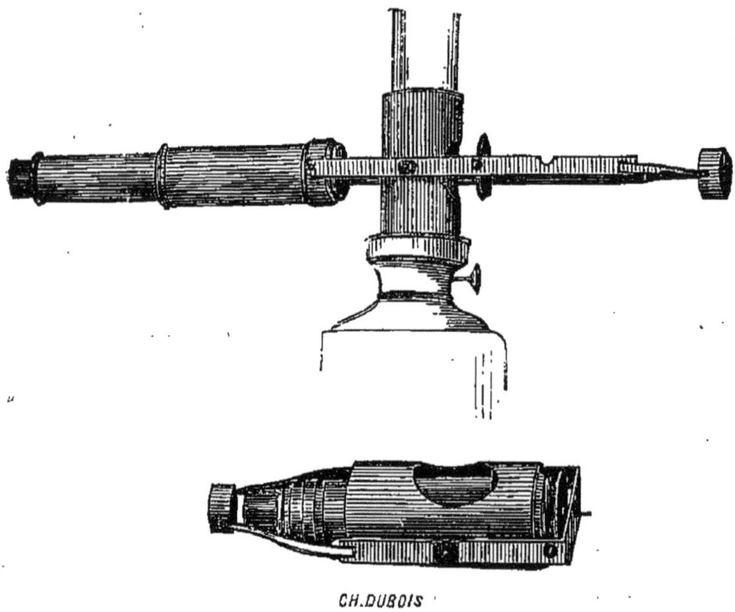

Fig. 4. — Appareil de Cadier.

din, un écran, un miroir concave, une lentille plan-convexe ; celui de Cadier (fig. 4) possède un tube s'adaptant aux lampes, avec lentille et réflecteur pour augmenter la lumière.

L'*appareil photophore* de Fauvel comprend essentiellement une lampe à pétrole et une lentille biconxeve; le tout est soutenu par la main gauche de l'opérateur.

Le *laryngoscope portatif* de Mathieu et le *concentrateur de lumière* de Morell-Mackenzie

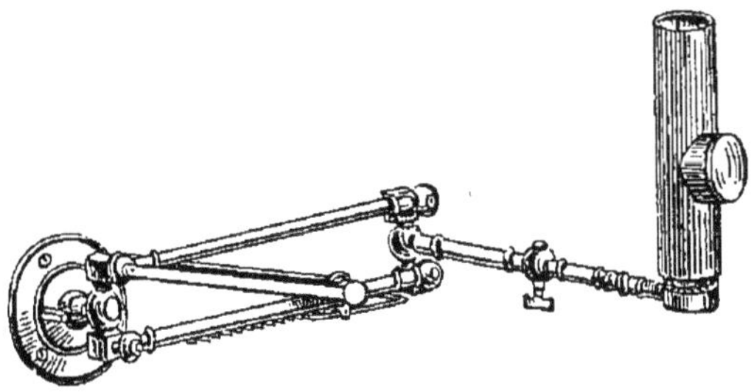

Fig. 5. — Concentrateur de Morell-Mackenzie.

(fig. 5) sont des instruments à peu près identiques, avec cette différence que dans le premier il y a une petite lampe à pétrole et dans le second une bougie; mais, tous deux se composent d'un tube avec réflecteur muni d'une lentille bi-convexe ou plan-convexe.

L. Türck, le premier, imagina de concentrer la lumière pour en augmenter l'intensité, au moyen d'une boule de verre analogue à la boule des cordonniers. Cet appareil fut avantageusement remplacé par les lentilles plan-convexes et biconvexes.

On peut encore utiliser la *lumière solaire*, qui permet de voir la cavité du larynx avec une netteté et une précision parfaites et laisse aux parties leur coloration naturelle. Malheureusement, son emploi est limité ; et, l'on conçoit que l'on ne puisse s'en servir en tous lieux et à tout instant. De plus, le soleil se déplaçant constamment, l'observateur est obligé de changer sans cesse de position pour le suivre, ou d'avoir recours à un *héliostat*

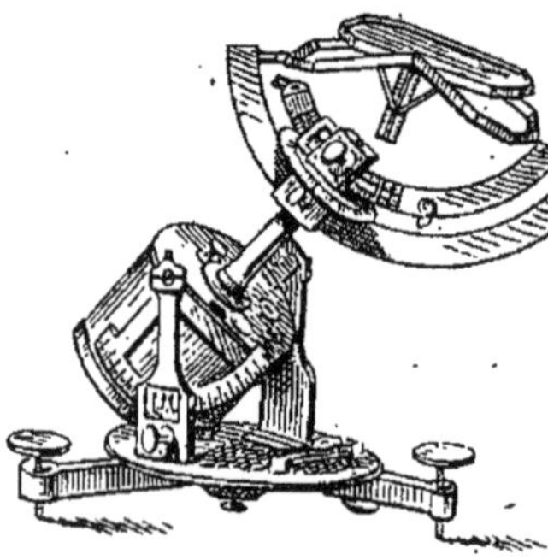

Fig. 6.
Héliostat de Silbermann.

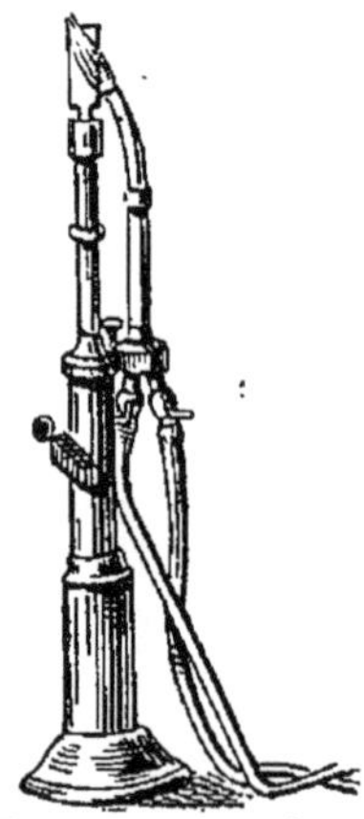

Fig. 7. — Eclairage de Drummond.

inséré dans le trou du volet qui laisse arriver les rayons solaires ; encore faut-il, pour réaliser ces conditions, que le soleil soit près de l'horizon, c'est-à-dire le matin et le soir (fig. 6).

Quant aux autres sources lumineuses, telles que la lumière oxhydrique ou de Drummond (fig. 7), la lampe au magnésium, etc., elles sont coûteuses, demandent une installation particulière et ne donnent pas en somme de résultats plus satisfaisants.

Photophores électriques. — Il semble que, depuis quelques années, l'éclairage direct veuille rentrer en faveur, grâce au perfectionnement des lampes électriques.

Il existe quelques appareils peu commodes, comme les petites lampes à incandescence fixées soit sur l'index (Rattel), soit sur la tige du miroir (Trouvé, Leiter, Nicolaï).

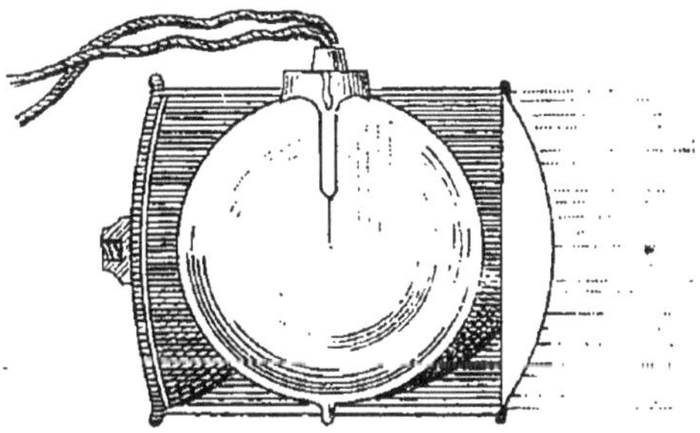

FIG. 8. — Photophore électrique de Hélot.

Le premier appareil pratique est le *photophore frontal* de Hélot (de Rouen) 1883 (fig. 8), qui se fixe sur la tête à l'aide d'un bandeau frontal. Il se compose d'une petite lampe à incandescence, enfermée dans un cylindre métallique entre un réflecteur et une lentille plan-convexe.

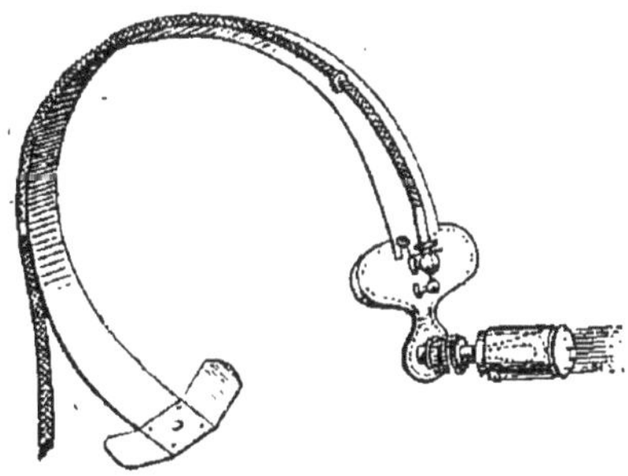

FIG. 9. — Photophore électrique de Stein avec ressort.

Les photophores de Schütz, de Meissen, de Stein (fig. 9), dérivent de cet appareil, mais se placent à la racine du nez; ils sont maintenus sur la tête par un ressort d'acier analogue à celui des masques d'escrime

B. Eclairage par la lumière réfléchie. — Ce mode d'éclairage est usité en Allemagne, en Angleterre et en France; il comprend des réflecteurs fixes, indépendants de l'observateur, et des réflecteurs mobiles.

C'est Czermak qui a eu l'idée de réfléchir la

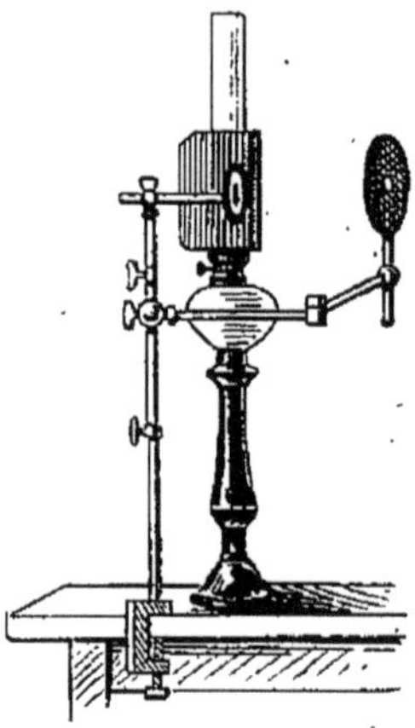

Fig. 10.
Appareil de Lewin.

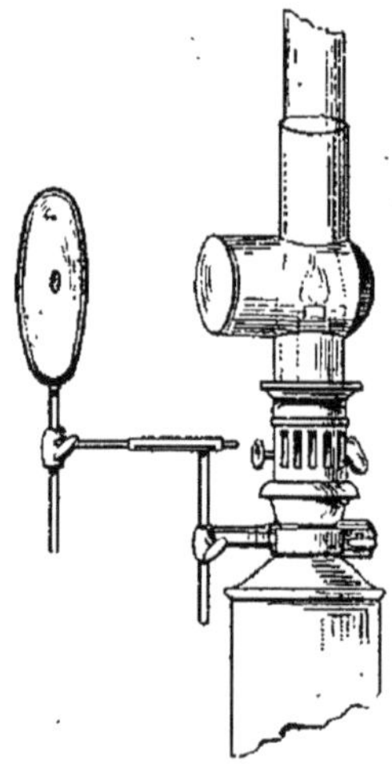

Fig. 11.
Appareil de Mandl.

lumière en employant le miroir concave de Ruete, usité dans l'ophthalmoscopie.

Tobold et Lewin, de Berlin (fig. 10), se servirent d'un réflecteur fixé à une lampe, puis d'un miroir percé d'un trou.

L'appareil de Mandl (fig. 11) est analogue : il se compose d'une lentille adaptée à un tube placé sur une lampe et d'un miroir réflecteur percé d'un trou.

Parmi les réflecteurs mobiles, nous citerons le miroir, fixé au front par un bandeau, de Kramer; le miroir maintenu avec un ressort embrassant la demi-circonférence supérieure de la tête et prenant point d'appui sur le front et l'occiput; le miroir soutenu à l'aide d'une *monture de lunettes*, de S. Duplay (fig. 12); le miroir tenu simplement à la main (de Tröltsch) (fig. 13) ou entre les dents (Czermak) (fig. 14).

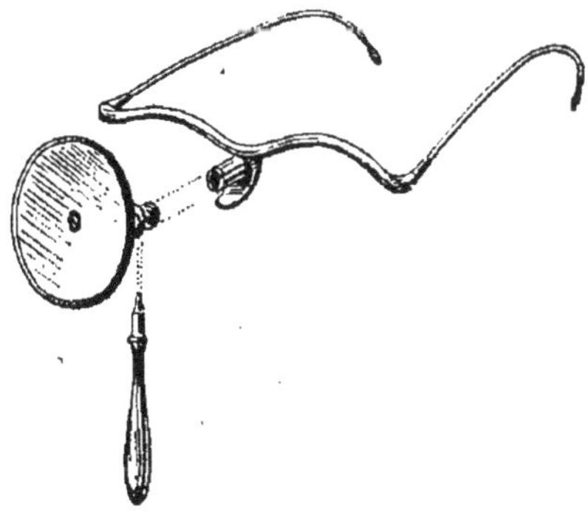

Fig. 12.
Réflecteur frontal de S. Duplay.

Nous conseillons l'emploi du réflecteur monté sur un bandeau frontal non élastique et muni d'une plaque portant deux petits coussinets destinés à reposer sur la racine du nez : tel est l'appareil de Schrötter (fig. 15).

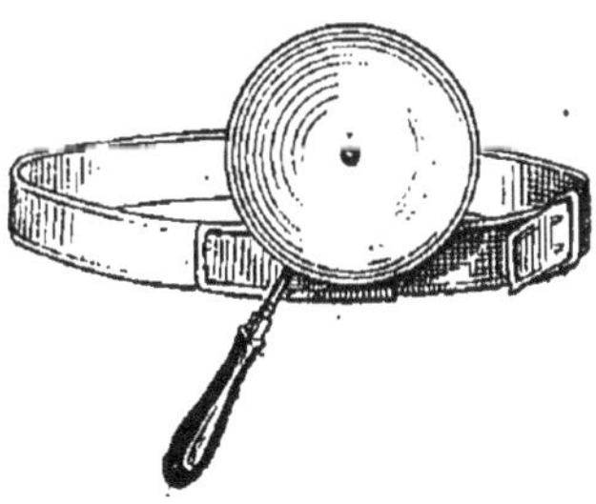

Fig. 13.
Réflecteur de Tröltsch.

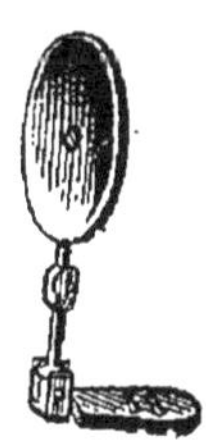

Fig. 14.
Réflecteur de Czermak.

Le miroir peut être plein ou percé d'un trou central : le premier est destiné à être placé devant le front ou au milieu de la face; le second, bien préférable, permet à l'observateur de regarder par son ouverture ayant environ cinq millimètres de diamètre. L'œil qui examine ne reçoit pas ainsi les rayons lumineux et de plus l'autre est protégé par l'ombre du réflecteur, la lampe étant placée du côté de l'œil armé du miroir.

L'éclairage réfléchi, comme l'éclairage direct, a bénéficié de l'emploi des lampes à incandescence.

On se sert en effet de petites lampes de 6 à 10 volts, comme celle construite pour le miroir de Clar, et qui sont analogues aux photophores.

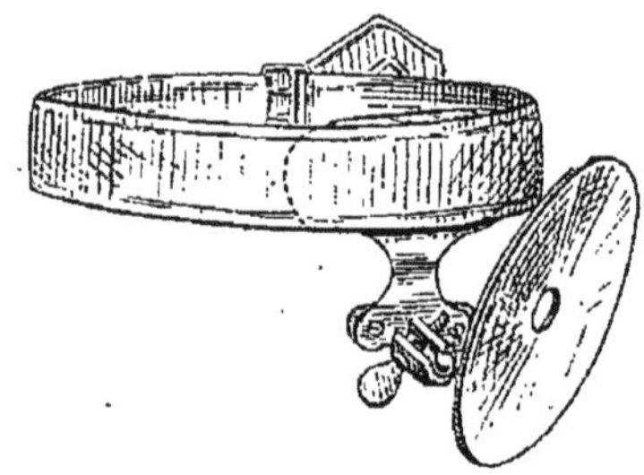

Fig. 15.
Réflecteur de Schrötter.

Le miroir de Clar est sphérique concave, il se fixe au-devant du visage à l'aide d'un ressort fronto-occipital et deux orifices latéraux permettent la vision binoculaire : au foyer se trouve une petite lampe à incandescence, une charnière permet à la lampe de se déplacer le long de l'axe optique du miroir.

C. Miroirs laryngiens. — Ce sont de petits miroirs que l'on introduit dans la cavité gutturale pour obtenir l'image du larynx.

Ils se composent d'une surface réfléchissante soudée à une tige métallique, montée sur un manche.

La surface réfléchissante peut être en métal ou en verre doublé d'une couche de métal.

Bien que le miroir métallique ait l'avantage

de ne donner qu'une seule image, il a l'inconvénient de se ternir et de se détériorer facilement. C'est pourquoi on préfère se servir d'un miroir formé d'une lame de verre blanc sur laquelle est fixée une couche de tain au mercure, à l'argent ou au platine.

Le miroir qui semble remplir les meilleures conditions a un peu plus d'un millimètre d'épaisseur, ce qui lui permet de ne tenir que peu de place dans la gorge et de réduire, au minimum, l'inconvénient de donner deux images, l'une

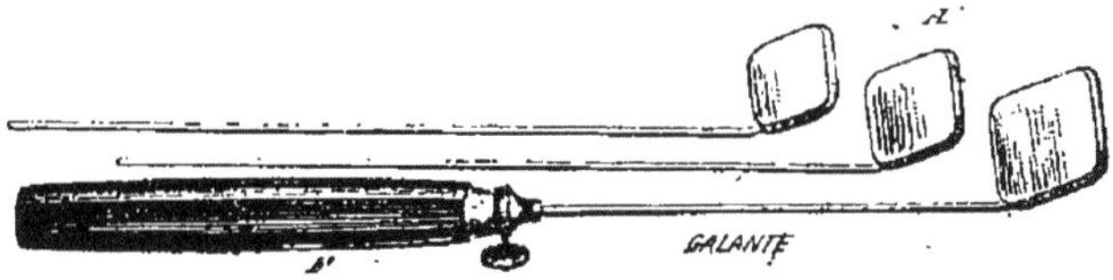

Fig. 16. — Miroir de Czermak.

fournie par la surface de la glace et l'autre par celle de la couche métallique.

Ce miroir est serti dans une garniture en argent, qui ne doit pas avoir une largeur de plus d'un millimètre. Si le sertissage est bien ajusté, il ne se fait pas d'infiltration d'eau entre la glace et la monture.

On a donné au miroir laryngien différentes formes : les uns, comme Czermak (fig. 16), le veulent carré ; les autres, avec Garcia et Türck, le préfèrent rond (fig. 17).

Le miroir carré a l'inconvénient d'irriter, par ses angles, le pharynx et le voile du palais, mais il donne une surface réfléchissante plus grande ; le miroir rond est mieux supporté par les malades, parce qu'il touche moins les parties sensibles de la gorge.

Il est bon de se servir du miroir le plus grand possible, de façon à envoyer sur l'organe plus de rayons lumineux.

Il faut employer des miroirs de différentes grandeurs, suivant que l'on examine un homme, une femme ou un enfant.

En général, quatre miroirs sont suffisants; on leur donne ordinairement 13, 18, 22 et 27 millimètres de côté s'ils sont carrés et le même diamètre s'ils sont ronds.

Il existe aussi des miroirs ovoïdes, trapézoïdes, rectangulaires d'un côté et arrondis de l'autre; ils sont peu utiles, sauf peut-être les ovales, qui peuvent quelquefois rendre des services dans certains cas d'hypertrophie des amygdales.

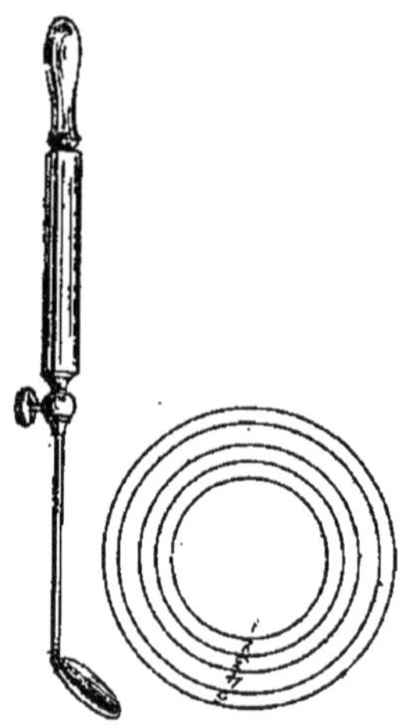

Fig. 17.
Miroir de Garcia.

La tige du miroir doit avoir environ 12 centimètres de longueur et 2 millimètres d'épaisseur. Elle est soudée en un point de la circonférence du miroir rond, à l'un des angles du miroir carré.

La tige et la glace doivent former un angle de 130 degrés.

La tige est montée sur un manche en bois, en caoutchouc durci, en ivoire, et mieux encore en métal ayant environ 10 centimètres de longueur.

3° Examen laryngoscopique.

La technique diffère un peu selon que l'on utilise la lumière directe ou la lumière réfléchie.

Nous ne décrirons en détail que l'examen fait à la lumière réfléchie, de beaucoup le plus en usage.

Le malade est assis, les genoux rapprochés, en face l'opérateur. L'appareil d'éclairage se place à la gauche du patient, sur un plan un peu antérieur à son épaule, de façon que la flamme se trouve à la hauteur de sa bouche, ce qui peut s'effectuer en le faisant asseoir sur un siège s'élevant et s'abaissant, ou plus simplement encore en se servant d'une lampe dont la hauteur peut être modifiée à volonté.

Le malade doit se tenir droit, sans courber le dos, sans incliner la tête de côté, mais en ayant soin de la renverser légèrement en arrière.

L'opérateur concentre les rayons lumineux de la lampe sur son réflecteur frontal et les dirige vers le gosier, dont il inspecte les différentes parties en abaissant la langue avec une spatule. Alors seulement il peut procéder à l'examen laryngoscopique.

Pour cela le malade ouvre largement la bouche, puis tire la langue ; le médecin la saisit entre le pouce et l'index de sa main gauche, en ayant soin d'interposer entre ses doigts et la langue un linge pour l'empêcher de glisser. On peut la confier au patient lui-même qui doit la prendre de la main droite, ce qui donne à l'opérateur la liberté de ses deux mains.

On engage alors le malade à respirer par la bouche d'une façon régulière ou même par grandes inspirations, puis on lui fait pousser un petit cri aigu, *é* (en voix de fausset), afin d'obtenir la dépression de la langue, le redressement du voile du palais et l'élévation du larynx. Les malades aphones doivent s'efforcer de donner un son : peu importe qu'ils réussissent, cela n'a d'autre but que de produire l'élévation de l'organe vocal.

Tous les miroirs seront minutieusement propres. Il faut avoir soin de les chauffer soit au-dessus d'une lampe à gaz ou à alcool, soit en les plongeant dans l'eau chaude, pour qu'ils ne soient pas ternis par l'air expiré. On se rend compte du degré de chaleur du miroir en l'appliquant sur le dos de la main. Le tenant comme une plume à écrire, entre le pouce et l'index de la main droite, on l'introduit dans la bouche, en dirigeant le manche obliquement en bas et en dehors, on le porte ensuite horizontalement en l'éloignant autant que possible de la langue et du palais ; puis, tout en suivant la courbure de la cavité buccale, on le fait pénétrer jusqu'à la luette, sans hésitation ni tâtonnement, mais aussi sans brusquerie.

A mesure que le miroir s'avance vers la luette, le manche se relève et la tige vient se placer dans la commissure labiale droite. Tout ce trajet doit s'effectuer sans toucher la langue et sans déterminer de mouvements de déglutition, ni de nausées.

Il faut appliquer franchement la face postérieure du miroir à l'union de la luette et du voile du palais, qui se trouve ainsi repoussé légèrement en haut et en arrière.

Il est fréquent de voir les débutants le placer à l'union des portions osseuse et membraneuse du voile, cela tient à ce qu'ils ne relèvent pas assez le manche de l'instrument; aussi, dans ces conditions, sans arriver à voir le larynx, ils titillent la luette et provoquent des réflexes. Celle-ci doit être refoulée doucement contre la paroi postérieure du pharynx; car, sans cela, tout examen deviendrait impossible par suite des nausées ou des mouvements de déglutition qui ne manqueraient pas de se produire.

Ajoutons qu'on aura les mêmes accidents si l'on fait rouler le manche du miroir entre ses doigts.

Il est assez difficile de dire exactement sous quel angle on doit placer le miroir pour voir le larynx, attendu qu'il varie avec le degré de flexion de la tête du sujet et les mouvements de l'épiglotte.

L'angle d'incidence étant égal à l'angle de réflexion, plus l'on voudra voir les parties postérieures, plus il faudra incliner en bas la surface du miroir. Ce dernier doit exécuter ses mouvements sans se déplacer, comme si la tige était articulée avec la luette.

Si l'on commande au malade de dire *é*, l'épiglotte se relève et l'on voit l'intérieur du larynx. On constate aussi la situation des cordes vocales dans l'inspiration, qui doit se faire lentement et doucement.

Souvent les élèves perdent leur lumière pendant l'examen laryngoscopique; ils doivent alors retirer le miroir pour ne produire aucune irritation de la gorge par des manœuvres prolongées. Il vaut mieux ne laisser le miroir que quelques secondes et faire plusieurs examens successifs.

Quand on désire explorer la paroi postérieure du larynx, il faut faire pencher la tête en avant. Dans cette situation, l'observateur se rapproche du malade et l'examine de haut en bas, ce qui permet de voir le repli formé par le corps du cricoïde, et d'une façon générale toutes les parties qui sont habituellement cachées.

Pour explorer la trachée et la bifurcation des bronches, le malade devra être assis sur un siège élevé et renverser la tête fortement en arrière. Le miroir laryngoscopique se place alors presque horizontalement.

Causes de difficulté de l'examen. — Il n'est pas rare de rencontrer certains obstacles dans l'examen du larynx.

Les enfants indociles doivent être tenus par un aide, la tête renversée. Pour leur faire ouvrir la bouche, il faudra leur pincer le nez avec les doigts. La bouche sera maintenue ouverte avec un cône en bois ou en caoutchouc, un bouchon, un écarteur à vis, à crémaillère ou à ressort. Tous ces moyens ne seront employés que lorsque les procédés de douceur auront été reconnus inutiles.

Il existe parfois une sensibilité très grande de la muqueuse bucco-pharyngée, qui fait que des nausées ou des vomissements se produisent au contact d'un linge sur la langue, ou quand celle-ci est simplement maintenue au dehors. Il est alors nécessaire de faire des pauses fréquentes, d'utiliser des gargarismes à l'eau froide, ou mieux de pratiquer un badigeonnage avec une solution de cocaïne au 1/15ᵉ ou au 1/20ᵉ.

On recommandera aux malades de sucer un morceau de glace un quart d'heure avant l'examen, de s'appliquer souvent une cuiller sur la langue devant un miroir, de faire des attouchements pharyngés.

Lorsque les patients ne savent pas respirer, ou lorsqu'ils ont une gêne nasale, ils cachent leur larynx par le rapprochement des bandes ventriculaires; il faut alors les engager à faire quelques inspirations profondes et régulières, et ne pas craindre de multiplier les examens qui seront très courts.

Si les dents blessent la face inférieure de la langue, il suffit d'en relever un peu la pointe au-dessus des incisives au moyen de l'index.

Quand le frein de la langue est trop court et ne lui permet pas de venir au-dessus des incisives, il faut se contenter de l'abaisser. On agit de même pour les langues épaisses et charnues.

Si la langue se redresse au moment où l'on l'on veut introduire le miroir, il suffit de se placer debout devant le malade qui renverse la tête en arrière et prononce la lettre *a*, ce qui produit l'abaissement. Souvent, on obtient le même résultat au moment des efforts de vomissements.

Quelquefois il est utile, en même temps que le malade tire la langue, de la maintenir dans cette position au moyen d'une spatule. On employait autrefois à cet effet la pince de Türck, analogue à celles qui servent pendant la chloroformisation.

On a même utilisé le spéculum de Labordette (fig. 18) ; mais, il suffit de voir cet instrument, pour ne jamais avoir l'idée de s'en servir.

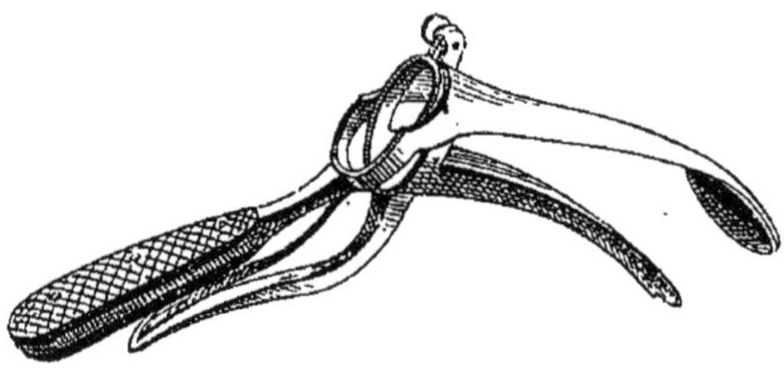

Fig. 18. — Spéculum de Labordette. L'extrémité pharyngienne porte un miroir.

Cependant il se trouve encore dans les boîtes de secours, mais il ne serait employé, dit-on, que pour écarter les mâchoires et titiller la luette des noyés !

Quand il existe une hypertrophie des amygdales, on peut se servir d'un miroir ovale.

Si le voile du palais est court et rigide, il suffit de faire usage d'un miroir de plus grand diamètre. Quelquefois on peut aussi prendre un petit miroir, en évitant de toucher la luette.

Celle-ci est-elle volumineuse, la partie située

au-dessus du miroir s'y réfléchit. Au lieu d'employer un relève-luette (fig. 19, 20, 21, 22) en forme de cuiller, ou d'un miroir portant une cuvette derrière la glace, comme celui de Mandl, il est préférable de prendre un grand miroir qui permette de refouler la luette en la ramassant avec le dos de la glace. Si cependant elle était trop longue, il ne faudrait pas craindre de la couper.

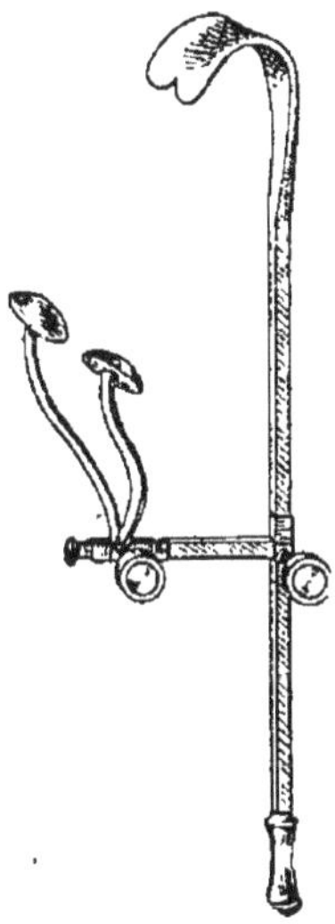

FIG. 19.

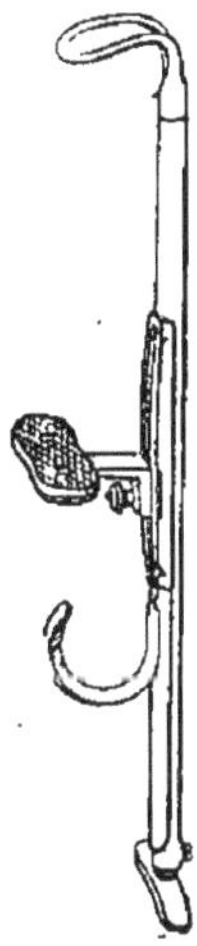

FIG. 20.

FIG. 19. — Relève-luette de Schmidt.
FIG. 20. — Relève-luette de Dorn.

De plus grandes et plus sérieuses difficultés résident dans la position de l'épiglotte.

Celle-ci peut être penchée en arrière, et rendre le larynx invisible, comme cela arrive chez les jeunes enfants. L'observateur doit alors se placer devant le patient qui est assis très bas, la tête fortement renversée en arrière. Il lui tire la langue de manière à détacher l'épiglotte du pharynx, puis

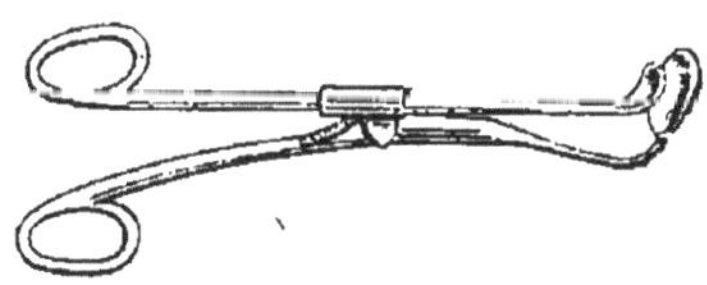

FIG. 21. — Relève-luette avec miroir de Störk.

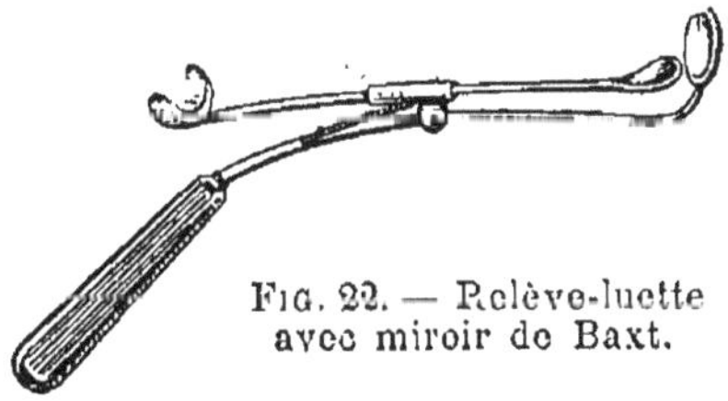

FIG. 22. — Relève-luette avec miroir de Baxt.

il déplace le larynx par une pression sur le cartilage thyroïde, ou mieux il ordonne de faire quelques expirations, se suivant rapidement ou de prononcer en voix de fausset la lettre *e* ou *i*; mais comme le dos de la langue se relève, il

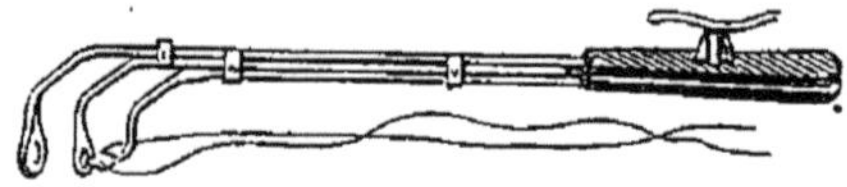

Fig. 23. — Instrument de Bruns destiné à faire passer un fil dans l'épiglotte afin de relever cet opercule.

faut avec un abaisse-langue exercer une pression sur elle.

Souvent, il suffira de dire au malade de chanter, de rire, de bâiller, de tousser ou encore de provoquer des nausées par l'attouchement du

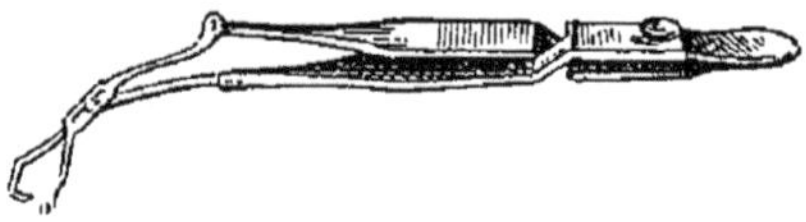

Fig. 24. — Pince de Bruns.

pharynx avec le miroir; on pourra ainsi réussir à aplatir la langue et à projeter l'épiglotte en avant, ce qui permettra de voir la glotte.

On peut encore relever l'épiglotte avec une tige en caoutchouc durci recourbée. Mais nous ne saurions conseiller l'emploi de l'instrument de Bruns (fig. 23), destiné à faire passer un fil dans le cartilage épiglottique, pas plus d'ailleurs que la pince du même auteur (fig. 24) qui, après avoir saisi l'épiglotte qu'elle relève, est déjetée sur un des côtés de l'orifice buccal.

Lorsque l'on désire voir les fossettes situées entre les replis aryténo-épiglottiques et les parties planes du thyroïde, il faut faire exécuter au malade une profonde expiration, en lui faisant tourner la tête d'un côté, tandis que l'on place le miroir obliquement, du côté opposé.

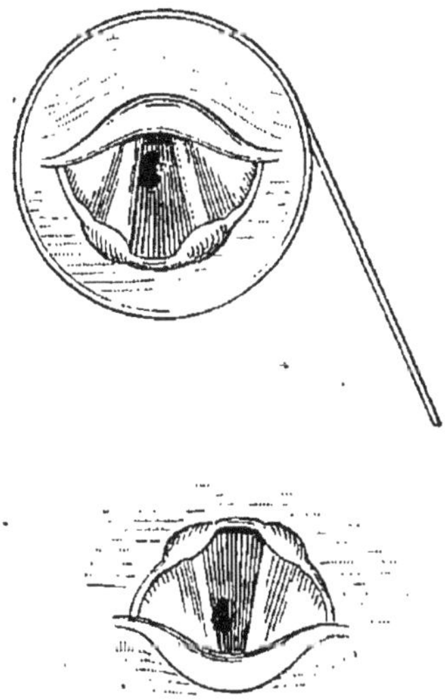

FIG. 25. — Dessin de la glotte et de son image.

4° Image laryngoscopique.

L'image du larynx reflétée par le miroir est virtuelle, symétrique et verticale.

Le miroir formant un angle d'environ 45 degrés, l'image du plan passant par l'ouverture de la glotte apparaît à peu près droite; par conséquent, tout ce qui est situé en avant (épiglotte, commissure antérieure) se verra dans la partie supérieure du miroir, et ce qui est en arrière (aryténoïdes, commissure postérieure), dans sa partie inférieure (fig. 25).

Il n'existe pas d'autres inversions; donc, tout ce qui est du côté gauche du malade se réfléchit à gauche; tout ce qui est à droite, se réfléchit à droite.

Voici dans quel ordre l'examen complet doit être pratiqué :

On remarque d'abord à la partie supérieure

du miroir la *base de la langue* avec ses papilles et ses glandes, parfois assez volumineuses et formant deux lobes latéraux (amygdale linguale).

Chez quelques sujets, il existe un état variqueux des veines qui se présentent sous l'aspect d'une série de lignes foncées à directions verticales.

Du milieu de la base de la langue part un re-

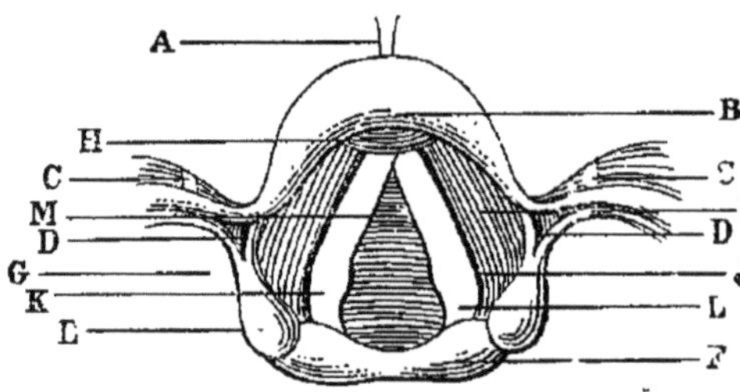

Fig. 26. — Larynx normal.

A, ligament glosso-épiglottique médian; B, face laryngée de l'épiglotte; C, C, ligaments glosso-épiglottiques latéraux et ligaments pharyngo-épiglottiques; D, D, replis aryténo-épiglottiques; E, cartilages aryténoïdes, surmontés par les cartilages de Santorini; F, région intraryténoïdienne; G, sinus pyriformis; H, tubercule de Czermak; I, bande ventriculaire; J, entrée du ventricule de Morgagni; K, apophyse vocale; L, corde vocale; M, anneaux de la trachée.

pli saillant, variable comme longueur : le *repli glosso-épiglottique médian* (fig. 26, A), qui se termine à la base de l'épiglotte.

De chaque côté de lui sont deux renflements arrondis de couleur jaunâtre : les *fossettes sus-épiglottiques*, où l'on trouve souvent de la salive et des parcelles alimentaires. Quelquefois on peut y apercevoir une saillie jaune, moins colorée que les autres parties, c'est la racine antérieure de la grande corne de l'os hyoïde.

Au-devant du repli médian, nous voyons la

face antérieure de l'épiglotte, de couleur rose tendre, dont on n'aperçoit que les deux tiers inférieurs : la partie supérieure se replie en avant et laisse voir la face postérieure.

La forme de l'épiglotte varie suivant les sujets : elle est plus large chez l'homme que chez la femme et l'enfant.

Son aspect a été comparé à un fer à cheval, un chapeau de gendarme, une oreille de lapin, une mitre d'évêque, etc.; parfois, elle est échancrée sur la ligne médiane ou sur les parties latérales, formant plusieurs lobes.

La face postérieure de l'épiglotte présente à sa base une saillie rouge, le *tubercule de Czermak*, *nœud* ou *coussinet de l'épiglotte* (fig. 26,H).

De chaque côté de l'épiglotte, sur le même plan, partent deux replis : l'un, dit *glosso-épiglottique latéral* (fig. 26,C,C), est court et se rend sur les bords de la langue en contournant la fossette sus-épiglottique; l'autre, encore plus court, se dirige directement en dehors vers les parois latérales du pharynx : on l'appelle *pharyngo-épiglottique* (fig. 26,C,C).

Sur un plan plus inférieur se trouvent les *replis aryténo-épiglottiques* (fig. 26, D, D), qui partent des bords de l'épiglotte et se réunissent en arrière sur la ligne médiane, en décrivant un trajet curviligne. Ils sont rosés, apparaissent larges quand ils sont relâchés, comme dans l'inspiration, étroits quand ils sont tendus, comme dans le rapprochement des cordes vocales.

A leur partie moyenne se trouvent les *cartilages de Wrisberg* ou *tubercules de Morgagni*, de forme mamelonnée, jaunâtres, arrondis ou triangulaires. Près de la ligne médiane, ces replis renferment deux autres cartilages arrondis, distincts quand les cordes se rapprochent : ce sont les sommets des *aryténoïdes* surmontés des *cartilages de Santorini* (fig. 26,L).

Entre eux se trouve un espace lisse, de couleur rose jaunâtre, c'est la *commissure postérieure* (fig. 26, F), visible dans la respiration, mais qui disparaît dans la phonation et ne présente qu'une simple fissure.

En dehors des replis aryténo-épiglottiques, se voit une fossette ovalaire dont la petite extrémité est tournée en arrière et en dedans; c'est la *gouttière pharyngo-laryngée*, le *sinus naviculaire*, ou *pyriforme* (fig. 26, G).

Il peut être le siège de corps étrangers. Si, dans les essais d'extraction, on blesse le ligament pharyngo-épiglottique, on détermine des paralysies, car c'est là qu'est le nerf pharyngien supérieur.

Toutes les parties que nous venons de voir sont situées en dehors de l'*infundibulum laryngien* qui, par son ouverture supérieure, représente l'image d'un losange dont les côtés antérieurs sont formées par le bord libre de l'épiglotte et les postérieurs par les replis aryténo-épiglottiques.

Au-dessous sont les *bandes ventriculaires*, improprement appelées *cordes vocales supérieures* (fig. 26,I) : on les nomme encore *ligaments vocaux*, *fausses cordes* ou *replis sous-épiglottiques*. Elles sont constituées par un repli de la muqueuse et forment le plancher d'un infundibulum dont les replis aryténo-épiglottiques limitent les côtés : il s'appelle *fossette innominée.*

Au-dessous des bandes ventriculaires, on aperçoit les *cordes vocales*, séparées d'elles par une fente longitudinale sombre, qui n'est autre que l'orifice des *ventricules* de Morgagni (fig. 26, J).

Ces cordes vocales sont deux cordons plats et d'aspect blanc nacré : leur longueur est variable suivant l'âge et le sexe et leur mobilité très grande. Pendant l'inspiration, elles sont séparées et laissent entre elles un triangle à base postérieure : la *glotte*, cette base s'appelle *commissure postérieure* (fig. 26, F). Pendant la phonation, les cordes vocales se touchent par leur bord libre. A la partie postérieure est un petit renflement dû à la présence de l'apophyse antérieure et interne de l'aryténoïde, le *processus vocal* : il sépare la glotte antérieure ou ligamenteuse de la postérieure ou cartilagineuse (fig. 26, K).

La *commissure antérieure* est l'espace compris entre les points d'attache antérieure des cordes.

Pendant les mouvements d'inspiration, on peut voir, immédiatement au-dessous des cordes vocales, le cartilage cricoïde jaunâtre ; et, plus bas encore, des lignes transversales demi-circulaires de couleur blanc jaunâtre qui sont séparées par d'autres lignes parallèles d'un rouge sombre : les parties jaunes sont les anneaux de la trachée et les rouges les espaces intercartilagineux.

Chez quelques sujets, on peut apercevoir la bifurcation de la trachée sous forme d'une saillie brillante, de chaque côté de laquelle est un arc sombre, l'entrée des bronches.

Cette image générale du larynx ne peut être vue que successivement et par des inclinations variées du miroir laryngien.

Cependant, en faisant bien renverser la tête en arrière et émettre le son *é* en voix de fausset, on en aperçoit la plus grande partie.

II. — Insufflation des nouveau-nés.

1° Instruments.

Parmi les moyens employés pour pratiquer la respiration artificielle lors de mort apparente des nouveau-nés, l'insufflation est celui dont on tirera le plus grand profit : c'est d'ailleurs le plus ancien.

On a commencé par la pratiquer directement de bouche à bouche, en ayant soin de fermer les narines du sujet : mais c'est là un procédé à la fois médiocre et répugnant. Quant à celui qui consiste à appliquer la bouche contre le nez, il n'est guère préférable.

Au reste, on ne tarda pas à remplacer la bouche insufflatrice par des réservoirs pouvant projeter de l'air ou de l'oxygène dans les poumons. Mais rien ne s'opposait à ce que cet air pénétrât dans l'œsophage et l'estomac : aussi chercha-t-on à l'introduire directement dans la trachée.

Divers instruments ont été imaginés et en particulier le tube de Chaussier, longtemps accepté en France (fig. 27).

Il se compose d'un tube métallique légèrement conique, différant peu, par sa forme et son volume, d'une sonde urétrale ordinaire, sauf qu'il est aplati latéralement pour ne point va-

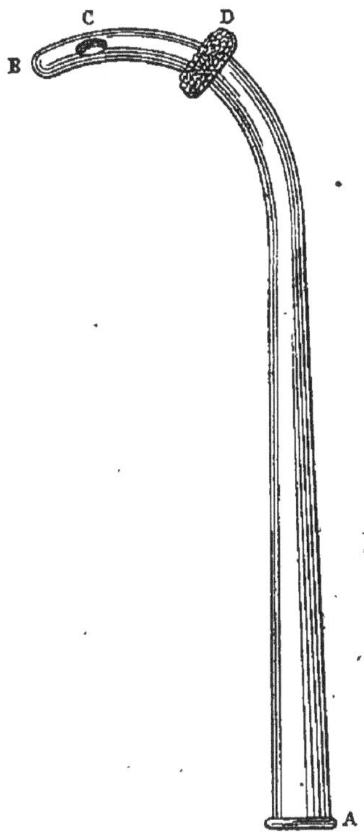

FIG. 27. — Tube de Chaussier. A, extrémité libre; B, extrémité mousse pénétrant dans le larynx; C, yeux latéraux; D, rondelle où se fixe l'éponge.

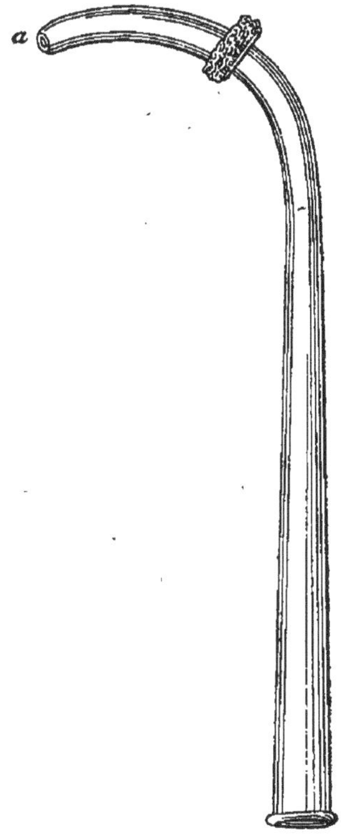

FIG. 28. — Tube de Depaul.

ciller entre les doigts et s'accommoder à l'ouverture allongée de la glotte. Sa courbure est telle, qu'introduit dans la bouche il puisse s'engager dans le larynx. Près de son extrémité inférieure se trouve une rondelle transversale percée de plusieurs trous, qui sert à fixer une petite éponge ou un morceau d'agaric D. Cette disposition a pour but de fermer le larynx et de forcer l'air à pénétrer dans les poumons sans pouvoir refluer à l'extérieur.

Depaul[1] modifia le tube de Chaussier en remplaçant les deux ouvertures latérales par une seule, *a*, située à l'extrémité de l'instrument (fig. 28).

Le tube de Ribemont[2] comporte d'impor-

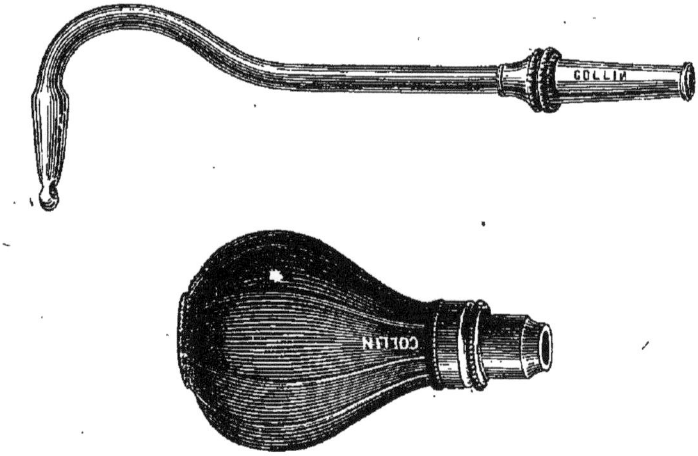

Fig. 29. — Tube insufflateur de Ribemont-Dessaignes.

tantes modifications : cet auteur lui a donné une courbure moulée directement sur les régions à traverser; il a supprimé la rondelle d'agaric et

1. Depaul, *Mémoire sur l'insufflation de l'air dans les voies aériennes chez les enfants qui naissent en état de mort apparente* (*Journal de chirurgie*, 1845. — *Article* Nouveau-né *du Dict. encyclopédique des sciences médicales*, 2e série, Paris, 1879. T. XIII, p. 591. — *Bulletin de l'Académie de médecine*, 4 septembre 1877).

2. Ribemont, *Recherches sur l'insufflation des nouveau-nés et description d'un nouveau tube laryngien*, Paris, 1878.

l'a remplacée par la forme conique qu'il donne à l'extrémité laryngienne du tube. Son but est d'obtenir une introduction plus facile et une fixation plus solide dans le larynx. Il a adopté en outre comme insufflateur une poire en caoutchouc, dont la capacité a été calculée sur celle des poumons des nouveau-nés.

2° Manuel opératoire.

L'enfant est couché sur un coussin, la tête plus élevée que le bassin et un peu inclinée en arrière, pour faire saillir la partie antérieure du cou. Avec l'index ou le petit doigt gauches, on suit la langue sur la partie médiane jusqu'à l'épiglotte. On saisit alors de la main droite, et comme une plume à écrire, le tube laryngien tout près de son extrémité renflée et on le fait pénétrer dans la bouche en le conduisant le long de l'index gauche qui est déjà dans cette cavité. Quand l'instrument est parvenu à l'entrée du larynx, il suffit de l'incliner vers la commissure labiale gauche et de chercher par quelques légers mouvements à soulever l'épiglotte. On redresse alors l'instrument, en le portant vers la ligne médiane, pour que son extrémité s'engage dans la glotte.

Avant de commencer les insufflations, il est bon de promener le doigt sur le larynx et la trachée, de faire saillir en avant le bout de l'instrument pour s'assurer qu'il est bien en place.

Quand l'air est poussé dans les voies digestives, un soulèvement de la région épigastrique s'observe tout d'abord, et la base de la poitrine ne se dilate que consécutivement; s'il entre au contraire dans les poumons, la dilatation de la poitrine est primitive et l'abaissement du diaphragme seul produit une saillie légère de la partie supérieure de l'abdomen.

Les insufflations devront être faites avec assez de force pour surmonter l'obstacle apporté par les mucosités; elles seront répétées dix à quinze fois par minute; et, l'expiration pourra être favorisée par une légère compression de la poitrine.

Le tube de Depaul a été encore modifié par Pinard, qui lui a restitué la forme conoïde de Chaussier, pour le rendre plus facile à manier. L'air pénètre ainsi facilement dans le larynx, parce que la glotte est bien obturée par le cône.

Au lieu de l'épiglotte, Budin et Pinard préfèrent les aryténoïdes comme point de repère.

Depaul a montré le premier, par des expériences pratiquées sur les cadavres de nouveau-nés, qu'à moins d'employer une force extraordinaire, l'insufflation n'amenait jamais d'emphysème ni de déchirures pulmonaires. Depuis, Budin a pu apprécier la résistance considérable des vésicules.

Il ne faut donc pas redouter les lésions pulmonaires traumatiques, quand on pratique l'insufflation doucement et avec des interruptions fréquentes. On doit, autant que possible, employer un réservoir à air dont le volume est proportionné à la capacité thoracique du nouveau-né.

Il faut opérer lentement, régulièrement, quinze

à dix-huit fois par minute, pour imiter autant que possible le rythme de la respiration naturelle. Chaque fois que celle-ci paraîtra se rétablir, on devra s'arrêter et attendre, avant de continuer les manœuvres, que les mouvements spontanés ne se montrent plus.

L'insufflation sera pratiquée pendant une heure ou deux et même plus, si l'enfant donne de temps à autre des signes de vie : on ne les cessera tout à fait que quand la mort sera absolument évidente ou que l'enfant paraîtra hors de danger.

III. — Intubation du larynx.

1° Aperçu historique.

L'intubation ou tubage du larynx est une opération destinée à soulager la dyspnée d'origine laryngée par l'introduction, à travers la bouche, jusque dans le larynx, d'un tube dont l'extrémité supérieure dépasse l'épiglotte.

Pour les Américains, l'emploi de tubes longs caractériserait l'intubation, tandis que le tubage répondrait aux tubes courts.

L'histoire du tubage du larynx[1] peut se diviser en trois périodes : ancienne, moderne et contemporaine.

La première est représentée d'une part par Desault et Bichat, qui cautérisèrent le larynx ; de l'autre, par Reybard (de Lyon) et Loiseau, qui placèrent une sonde dans la glotte.

1. Paul Ferroud, Thèse de Lyon, 1894.

La deuxième est celle où le tubage est véritablement créé. C'est Bouchut qui, en 1858, fit les premiers essais : soutenu par Malgaigne, il fut attaqué par Trousseau et son école. Malgré toute l'opiniâtreté qu'il mit à défendre sa méthode, Bouchut ne parvint jamais à la faire prévaloir.

C'est plus de vingt ans après, en 1880, que Joseph O'Dwyer[1] (de New-York) réhabilita le tubage et le fit entrer dans la période véritablement contemporaine.

Du reste, il eut à lutter lui aussi contre ses compatriotes, et essaya divers modèles d'instruments, avant d'arriver à ceux qui sont actuellement en usage.

Toujours en Amérique, E. Waxham (de Chicago)[2] utilisa, en 1887, des tubes en gomme élastique, et Hoadley se servit de tubes courts qu'on devait plus tard inventer de nouveau en France. Nous citerons encore Jacobi (de New-York).

Chez nous, il se produisit à ce moment une résistance générale ; et les auteurs de plusieurs thèses soutinrent que le tubage était inférieur à la trachéotomie[3].

D'autres, au contraire, s'en montrèrent partisans avec Jacques[4], Ferroud[5], Gillet[6].

1. J. O'Dwyer, *Med. Rec.*, New-York, 1886, t. XXIX, p. 681.
2. E. Waxham, *Journ. of Amer. med. Assoc.*, Chicago, 1888, t. I, p. 739.
3. Chabanet, Thèse de Paris, 1887.
4. Jacques (de Marseille), *Intubation du larynx dans le croup*, Paris, 1888.
5. Bonain, Tubes longs et tubes courts pour l'intubation du larynx dans le croup. *Archives internationales de laryngologie*, 1897, p. 315.
6. Gillet, *Gazette des Hôpitaux*, Paris 1894, p. 483.

A peu près à la même époque, Bonain faisait à Brest ses premiers essais, bientôt suivis par Guyader.

On peut dire cependant que malgré les efforts de Bonain, Jacques et Ferroud, le tubage serait resté longtemps encore un procédé réservé à quelques initiés, si la sérothérapie n'était venue réclamer son aide.

C'est en somme Bonain, puis Jacques et d'Astros (de Marseille) qui, les premiers, vulgarisèrent chez nous l'intubation du larynx et inspirèrent une série de travaux dont les plus importants sont ceux de Auguste Chaillou[1], Louis Martin[2], Baudoin[3], Tsakiris[4], R. Bayeux[5] et J. Abarnon[6].

2° Instruments.

Nous ne décrirons en détail que la boîte d'O'Dwyer qui reste un type, malgré les modifications plus ou moins heureuses que beaucoup d'auteurs ont fait subir à ses divers instruments.

Elle se compose : 1° d'un ouvre-bouche ; 2° d'un introducteur ; 3° d'un extracteur ; 4° de six tubes avec leurs mandrins respectifs ; 5° d'une échelle graduée ; 6° d'un paquet de fils de soie plate.

1. Auguste Chaillou, Thèse de Paris, 1895.
2. Louis Martin, *Bulletin médical*, Paris 1895, p. 1119-1133 et *Archives internationales de laryngologie*, 1897, p. 75.
3. Baudoin, Thèse de Paris, 1895.
4. Tsakiris, Thèse de Paris, 1895.
5. R. Bayeux, Importance du mandrin dans un appareil de tubage, *Gazette hebdomadaire de médecine et de chirurgie*, Paris 1897, p. 192.
6. J. Abarnon, Thèse de Paris, 1896.

Ouvre-bouche (fig. 30). — L'écarteur primitif d'O'Dwyer a été modifié par Denhard : il est formé de deux branches en cuivre nikelé réunies, à peu près en leur milieu, par une articulation non démontable. A l'une des extrémités sont soudées deux pièces accessoires en gouttière, destinées à loger les molaires quand l'instrument est mis en place.

Ces gouttières sont garnies de plomb à leur face interne. Une crémaillère règle l'écartement,

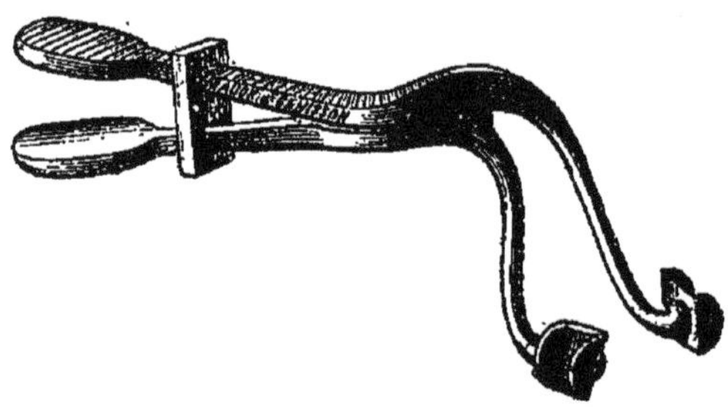

Fig. 30. — Ouvre-bouche d'O'Dwyer.

tandis qu'un ressort permet la fermeture immédiate de l'ouvre-bouche quand on veut l'enlever.

Introducteur (fig. 31). — Il a pour rôle de porter le tube jusque dans le larynx. Il se compose : 1° d'un manche généralement en bois peint avec un crochet d'arrêt en son milieu, à concavité regardant le bec de l'instrument; 2° d'une tige en acier fixée au manche et se terminant, d'autre part, par un coude arrondi à angle droit, muni d'un pas de vis sur lequel viendra s'adapter l'écrou du mandrin obturateur ; 3° d'une gaine se mouvant sur la tige et terminée d'un côté par un bouton, de l'autre par un ressort à boudin armé d'une double griffe mousse placée latéralement. Lorsque la gaine est avancée par propulsion sur le bouton, les griffes s'approchent du coude, le contournent, puis dépassent l'extrémité du pas de vis, c'est-à-dire appuient sur la tête du tube fixé sur son mandrin obturateur et produisent ainsi le déclanchement.

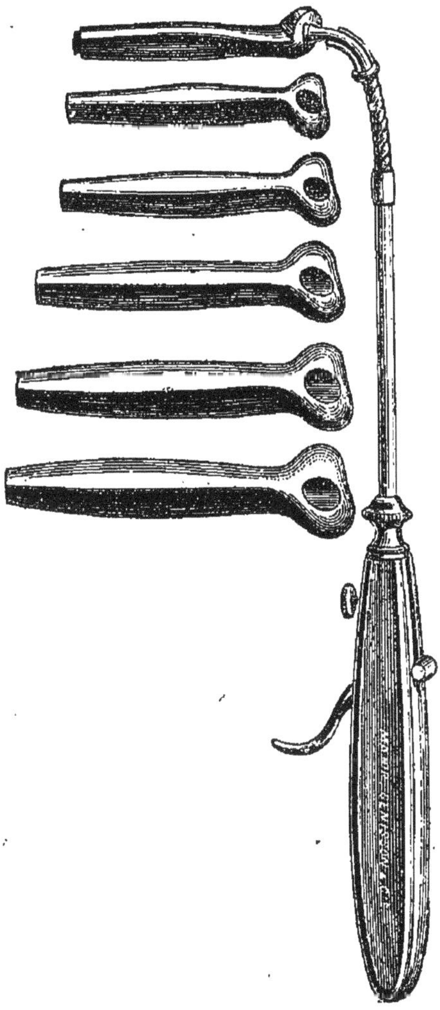

FIG. 31.
Introducteur et tubes d'O'Dwyer.

Extracteur (fig. 32). — Il a une longueur de 22 centimètres, qui est à peu près celle de l'introducteur : c'est une sorte de pince, coudée presque à angle droit et composée de deux parties, l'une fixe et l'autre mobile; celle-ci, assez compliquée, se compose essentiellement d'une articulation qui sert de point d'appui aux mouvements. A l'endroit où le coude commence, existe une articulation mobile, en charnière, dont les déplacements commandent l'écartement de la pince terminale, qui s'ouvre en bec de canard quand le pouce de l'opérateur fait entrer en jeu tout le système articulé. Une vis d'arrêt permet de limiter à volonté l'écartement de la pince.

Tubes (fig. 31). — Les tubes sont au nombre de six, en cuivre doré :

Le tube	n° 1	correspond	à l'âge de	1 an.
—	n° 2	—	—	2 ans.
—	n° 3	—	—	3 à 4 ans.
—	n° 4	—	—	5 à 7 ans.
—	n° 5		—	8 à 10 ans.
—	n° 6	—	—	10 à 13 ans.

Le plus petit a une longueur de 3 centimètres 8 millimètres et le plus grand, 6 centimètres 8 millimètres.

On peut considérer à chaque tube deux parties : la tête et le corps.

La *tête* représente une pyramide quadrangulaire. La base a la forme d'un losange à angles mousses : la diagonale mesure 9 millimètres dans le plus petit tube et 15 dans le plus grand. Le sommet termine les bords postérieurs de la pyramide et du corps du tube.

Des quatres faces, deux antéro-latérales regardent en bas et en avant, deux postéro-latérales en bas et en arrière : toutes sont légèrement bombées. Les bords sont mousses ; l'antérieur se soude à l'extrémité supérieure du corps du tube, dans laquelle il est en quelque sorte enfoncé ; le postérieur se continue sous un angle obtus ouvert en arrière avec le reste de l'appareil. Les bords antérieur et postérieur limitent ce qu'on appelle les épaules du tube, destinées à reposer sur les cordes vocales supérieures, alors que l'angle postérieur de la tête va se loger dans l'espace interaryténoïdien.

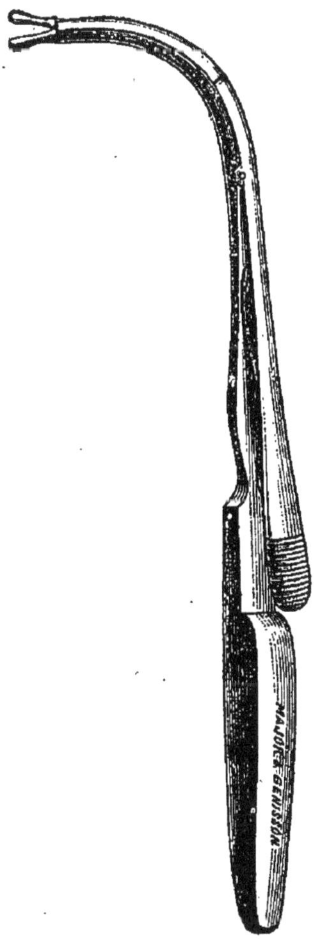

Fig. 32.
Extracteur d'O'Dwyer.

La lumière du tube est régulièrement elliptique, à grand axe antéro-postérieur et à parois lisses.

Un œillet, destiné à recevoir le fil de sûreté, est situé dans l'épaule gauche, à peu près en son milieu.

Le *corps* représente deux troncs de cône réunis par leur base elliptique, renflée (ventre du tube). Ce renflement est destiné à empêcher le tube de remonter, bridé qu'il est par le cartilage cricoïde, ou plutôt par les muscles du larynx. Le tube est aplati latéralement, tout en conservant une surface d'autant plus convexe qu'on s'approche davantage du ventre. Le bord postérieur, regardant en arrière, est légèrement concave.

Chaque tube est muni d'un mandrin articulé en son milieu et terminé par un bout ovalaire qui se visse sur l'introducteur.

Echelle graduée (fig. 33). — Elle sert à déterminer le tube qui convient à l'âge de l'enfant.

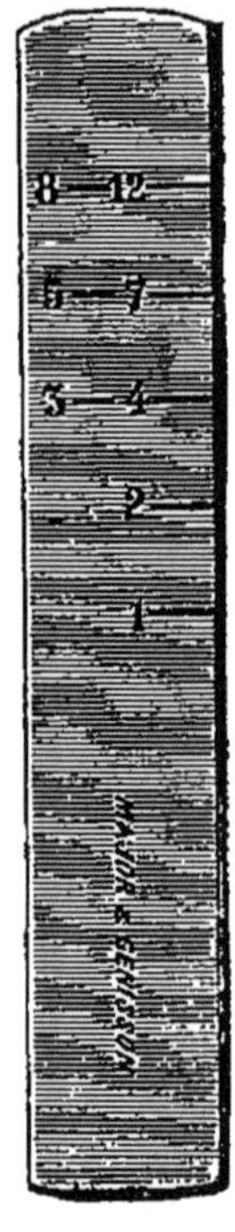

Fig. 33.
Échelle graduée.

Ferroud (de Lyon) a modifié les tubes d'O'Dwyer en ajoutant une taille en biseau léger à la partie inférieure; à l'introducteur et à l'extracteur il a substitué une pince unique; et, au lieu du dilatateur, il se sert d'un doigtier.

J.-G. Tsakiris, comme Ferroud, se sert pour l'introduction et l'extraction d'un instrument unique : c'est une pince avec ressort à boudin et mors s'ouvrant en travers et courbé à angle droit. Les tubes sont en aluminium, à tête petite et à extrémité inférieure munie de deux œillets destinés à recevoir un fil.

Tsakiris a adopté la manœuvre de pression laryngée pour l'extraction du tube et la dispute à Bayeux[1] : il ne l'emploie d'ailleurs que quand il s'agit de tubes courts.

1. Tsakiris, *Médecine moderne*, Paris, 1895, p. 333 et 365.

3° Manuel opératoire.

Le manuel opératoire, quels que soient les instruments employés, est toujours le même.

La présence de deux aides est d'une grande commodité, bien qu'à la rigueur un seul soit suffisant : l'un tient les membres de l'enfant, l'autre la tête ; ce dernier peut facilement maintenir l'écarteur s'il en est besoin.

Le choix du tube n'est pas indifférent : généralement on se base sur l'âge du sujet ; mais il faut aussi considérer son développement.

Un fil de soie de 40 à 50 centimètres de long sera passé dans l'œillet et les deux chefs noués en anse.

On s'assure que l'introducteur fonctionne, que le mandrin se visse bien sur l'introducteur et que le tube glisse exactement sur le mandrin.

Ces précautions prises, l'enfant est enroulé dans une alèze solidement épinglée ; un aide assis sur une chaise le prend sur ses genoux, lui appuie le dos contre sa poitrine et son épaule gauche pendant que, de la main gauche placée à plat sur le front du malade, il lui tient la tête bien droite ; les jambes de l'enfant sont emprisonnées entre celles de l'aide.

L'opérateur se place alors sur une chaise, bien en face de l'enfant ; il introduit l'ouvre-bouche, et enduit rapidement d'huile mentholée la surface extérieure du tube pour en faciliter le glissement.

Introduction du tube. — La main droite tenant

l'introducteur tout armé, l'index gauche placé dans la bouche de l'enfant va, suivant la ligne médiane, vers la base de la langue à la recherche des points de repère : l'épiglotte et les cartilages aryténoïdes.

On fait suivre exactement au tube, dans le même plan vertical, le chemin parcouru par l'index.

Dans ce temps de l'opération le manche de l'introducteur, d'abord parallèle à l'axe du corps de l'enfant, se relève graduellement pour lui devenir perpendiculaire.

La descente du tube dans le larynx s'opère en continuant le mouvement d'élévation du bras droit, jusqu'à ce que le manche de l'introducteur vienne buter contre l'arcade dentaire supérieure.

Une fois le tube placé, on le maintient avec l'extrémité de l'index gauche appliquée sur sa tête, tandis que de la main droite on retire l'introducteur et le mandrin.

On a beaucoup discuté la question du fil : les uns le laissent en place, la plupart l'enlèvent d'une façon systématique : cette dernière pratique nous semble la meilleure.

4° Résultats, accidents et complications.

L'intubation terminée, la respiration d'anxieuse qu'elle était devient facile : tout tirage disparaît et l'enfant cyanosé reprend peu à peu sa coloration normale.

Il est toutefois habituel de voir l'intubation

suivie d'une forte quinte de toux, pendant laquelle sont rejetés des mucosités ou des fragments de fausses membranes.

Le malade peut alors être nourri d'aliments semi-liquides qui ont moins de chance de tomber par le tube dans la trachée.

Il n'est pas toujours facile de placer convenablement l'ouvre-bouche chez un enfant indocile qui se défend énergiquement; le mieux est de lui pincer le nez et de le forcer ainsi à ouvrir la bouche.

Une complication fort désagréable pour l'opérateur, c'est d'avoir son index-guide, après dérapement de l'ouvre-bouche, fortement pincé entre les dents de l'enfant. Dans ces cas, il ne faut pas chercher à sortir le doigt de la bouche, mais l'enfoncer directement vers la base de la langue, pour déterminer ainsi une nausée qui fait desserrer les arcades dentaires.

D'autres complications peuvent se produire pendant l'introduction du tube, quand il est dans le larynx ou après son extraction.

A. Accidents de l'introduction. — Chez les tout jeunes enfants dépourvus de dents, l'ouvre-bouche provoque souvent des éraillures gingivales; c'est là un simple incident ne présentant aucune conséquence fâcheuse.

Syncope opératoire. — C'est une complication heureusement très rare, qui est, on le comprend, très désagréable.

Asphyxie. — Si au lieu de relever simplement l'épiglotte, l'index explorateur s'enfonce dans l'ouverture du larynx, l'air ne peut plus passer;

et, pour peu que l'on insiste, l'asphyxie devient menaçante.

Une autre cause d'asphyxie, c'est le refoulement d'une fausse membrane dans l'intérieur du tube : cet accident est rare.

B. Accidents pendant le séjour du tube dans le larynx. — Le fil de sûreté peut, quand il est conservé, être coupé par les dents de l'enfant, puis dégluti et provoquer des vomissements suivis de l'expulsion du tube.

On a vu des enfants tirer sur le fil, enlever le tube et s'exposer aux dangers de l'asphyxie.

Difficultés de la déglutition. — De l'aveu de tous les médecins, et d'O'Dwyer lui-même, le plus grave inconvénient du tubage est la difficulté qu'il apporte à la déglutition. En général, le malade éprouve une gêne plus ou moins grande à s'alimenter; les quintes de toux sont constantes au moment des repas.

Pour y remédier, on a eu recours aux expédients les plus ingénieux. O'Dwyer a changé la disposition de la tête du tube en faisant regarder la face supérieure en avant; Waxham a recommandé de placer la partie antérieure du tube en arrière. Ferroud rapporte le procédé de Caselburg de Chicago, qui consiste à faire boire le malade dans une position déclive, la tête plus basse que le tronc.

Rabot, de Lyon, a préconisé la détubation momentanée.

Si ces moyens étaient insuffisants, on alimenterait le malade au moyen d'une sonde œsophagienne introduite par l'une des narines.

Obstruction du tube. — C'est un accident beaucoup moins à redouter avec la sérothérapie : vingt-quatre à quarante-huit heures après l'injection de sérum, les fausses membranes se liquéfient, se désagrègent et sont expulsées par les efforts de toux.

L'obstruction du tube par mucosités ou œdème laryngo-trachéal est rare.

Rejet du tube. — Des causes multiples peuvent provoquer l'expulsion : les quintes de toux violentes et opiniâtres, l'obstruction du tube, la disproportion entre le larynx et le tube, la paralysie des muscles laryngés, les efforts de vomissement.

Il n'y a qu'un remède, c'est la réintubation. Le rejet du tube peut être avantageux, s'il est suivi de l'expulsion de fausses membranes.

Chute du tube dans les voies aériennes. — Cet accident ne s'est jamais observé avec un tube convenablement choisi.

Broncho-pneumonie. — C'est une complication rare.

Lésions de décubitus. — Elles sont caractérisées par des ulcérations siégeant entre les deux aryténoïdes où repose l'angle postérieur de la tête du tube, à la partie antéro-inférieure du cartilage cricoïde correspondant à son ventre et vers le sixième anneau de la trachée (partie antérieure) : c'est là que se trouve l'extrémité inférieure du tube.

C. Accidents consécutifs à l'extraction. — *Altération de la voix.* — Bien qu'on ne trouve pas de lésions sur les cordes vocales, tous les auteurs rapportent des exemples de raucité plus ou moins rebelle : elle disparaît d'ailleurs spontanément au bout d'un certain temps.

Les altérations de la voix ne semblent pas plus fréquentes quand le tube reste longtemps dans le larynx.

5° Extraction du tube.

Pour pratiquer la détubation, l'enfant est emmailloté et placé comme pour le tubage : il en est de même des aides.

L'ouvre-bouche abaisse la mâchoire inférieure; et, l'index gauche de l'opérateur suivant la ligne médio-buccale, va à la recherche des points de repère déjà signalés : épiglotte et aryténoïdes.

Un nouveau repère s'ajoute : la tête du tube ; c'est le plus important et l'index ne doit le quitter que quand le bec de l'extracteur est engagé dans la lumière du tube. On a la certitude de cet engagement, quand on ne peut plus imprimer au manche de l'extracteur des mouvements de latéralité et que l'on a la sensation du contact de deux corps métalliques.

Pour enlever le tube, il ne reste plus qu'à faire décrire à l'extracteur un chemin inverse de celui qui a été parcouru lors de l'introduction.

La détubation est peut-être plus facile avec les *tubes courts*, vantés par Bayeux[1] et déjà

1. Bayeux, *Gazette hebdomadaire de médecine et de chirurgie*, Paris, 1897, p. 192.

employés en Amérique, dès 1887, par Hoadley.

L'*énucléation* est un procédé spécial d'extraction, qui consiste à presser fortement avec les deux pouces sur le cou, de chaque côté du larynx et à chasser de la glotte le tube, qui est ensuite rejeté spontanément par la bouche.

Nous ne voyons aucun avantage sérieux à l'énucléation ; par contre, faite par une main maladroite ou inexpérimentée, elle peut devenir dangereuse. C'est surtout Bayeux et Tsakiris, qui se sont fait les défenseurs de cette méthode.

Comme conclusion de notre rapide étude de l'intubation, nous dirons qu'à l'heure actuelle tout praticien doit savoir l'appliquer dans le croup et les sténoses tant aiguës que chroniques du larynx.

La méthode d'O'Dwyer rend de grands services quand on est obligé, à la campagne par exemple, d'abandonner le malade, après l'opération, aux soins d'une personne quelconque. Pratiquée dans un tel milieu, la trachéotomie n'est pas sans danger.

Il se fait chaque jour d'heureuses modifications dans les instruments qui servent au tubage; et, il est probable qu'elles feront bientôt disparaître les deux gros inconvénients de la méthode : l'obstruction du tube par les fausses membranes et son rejet.

Avec le sérum, la trachéotomie doit, dans beaucoup de cas, être remplacée par le tubage, qui devient ainsi le complément indispensable de la sérothérapie.

Pourtant la trachéotomie reste encore l'ultime

ressource contre toute asphyxie due à une sténose laryngée; et, ce serait un tort de la considérer comme une opération démodée et d'un autre âge. Chaque cas réclame un traitement spécial : c'est au clinicien à en bien poser l'indication.

IV. — Dilatation des rétrécissements laryngiens.

1° Tubage du larynx.

Préconisé par O'Dwyer[1], il consiste à introduire dans le larynx, par la bouche, des tubes suspendus à un fil permettant de les retirer. G. Lefferts[2] s'est surtout fait le défenseur de cette méthode; il se sert d'une série de dix tubes dont

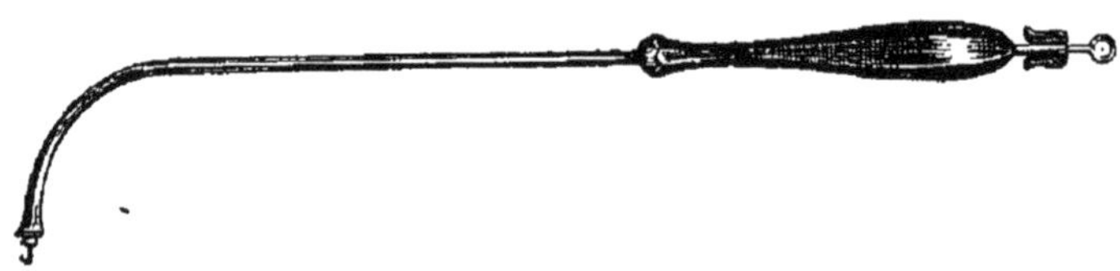

Fig. 34. — Conducteur servant à porter dans le larynx le dilatateur de Schroetter et à ramener par la bouche les fils qui servent à l'extraire.

les plus gros sont en caoutchouc durci, les moyens en cuir doré et en vulcanite, les petits tout à fait métalliques. Les tubes sont introduits et retirés à l'aide d'un appareil spécial, et pour faire cette manœuvre le chirurgien s'aide du laryngoscope.

1. O'Dwyer, *New-York med. Journ.*, 1888, t. I, p. 261.
2. G. Lefferts, *Dixième congrès international des Sciences médicales* (*Mercred. méd.*, Paris, 1890, p. 653).

2° Trachéotomie primitive et dilatation.

Elle est généralement préférée au simple tubage. D'ailleurs, dans beaucoup de cas on n'a pas le choix, et la trachéotomie est pratiquée d'urgence pour parer à des accidents asphyxiques.

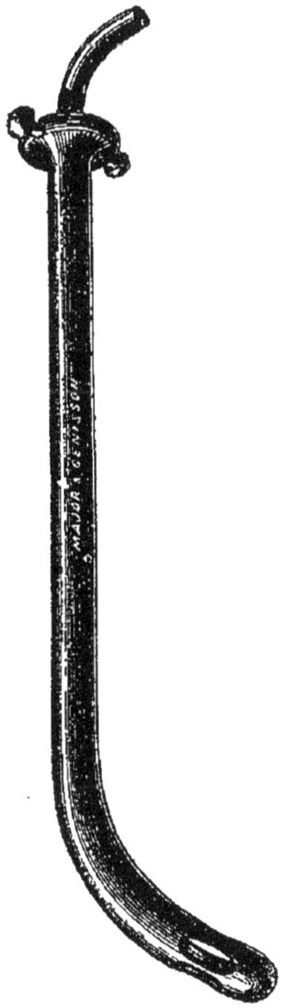

Fig. 36. Dilatateur en caoutchouc de Schrötter.

La dilatation a été faite *de bas en haut* par Stoerk[1]; mais le plus souvent on la pratique *de haut en bas* à la manière de Schrötter[2]. A l'aide d'un conducteur (fig. 34), on introduit dans la partie rétrécie un dilatateur à boule (fig. 35) dont la partie inférieure se fixe à la canule trachéale, tandis que la supérieure est munie d'un fil qui sort par la bouche et permet l'extraction. Le dilatateur est laissé un certain temps, puis remplacé par d'autres de

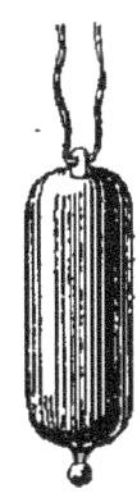

Fig. 35. — Dilatateur de Schrötter pourvu d'une anse de fil permettant de le retirer.

1. K. Stoerck, *Wien. med. Woch.*, 1879, t. XXIX, p. 1195.
2. Schrötter, *Allg. Wien med. Zeit.*, 1874, t. XIX, p. 449 et *Wien. med. Bl.*, 1878, t. I, 62 et 89.

plus en plus volumineux, jusqu'à ce qu'on ait obtenu un canal de dimensions suffisantes.

De même que pour les rétrécissements de l'urètre, pour éviter la récidive, il est bon d'introduire de temps en temps, dans les voies aériennes, un tube en caoutchouc de forme spéciale (fig. 36).

Souvent la dilatation est impossible ou insuffisante, et l'on doit avoir recours à la laryngotomie interne avec section des brides et des cicatrices, à la laryngofissure, aux résections partielles du larynx.

CHAPITRE II

TRAITEMENT ENDO-LARYNGÉ DES POLYPES ET TUMEURS DU LARYNX

I. — Généralités.

Le traitement des polypes et tumeurs du larynx comprend des procédés différents, suivant qu'on agit par les *voies naturelles*, *méthode endo-laryngée* ou par les *voies artificielles*, *méthode extra-laryngée* ou *laryngotomie*.

Enfin, une troisième opération, la *laryngectomie*, consiste dans l'extirpation *complète* ou *partielle* du larynx.

Les interventions qui se pratiquent par les voies naturelles sont délicates : elles exigent une grande légèreté de main; souvent, malgré tout, le chirurgien ne peut les terminer complètement et est forcé de recourir aux voies artificielles.

D'une façon générale, on peut dire que, pour pratiquer une opération dans le larynx, il faut savoir bien manier le miroir laryngien de la main gauche et de plus avoir une connaissance exacte de la cavité à explorer, pour pouvoir y porter les instruments avec précision et rapidité, pour les retirer de même sans blesser les organes voisins.

On peut classer les différents procédés de traitement endo-laryngé en *mécaniques* et *chi-*

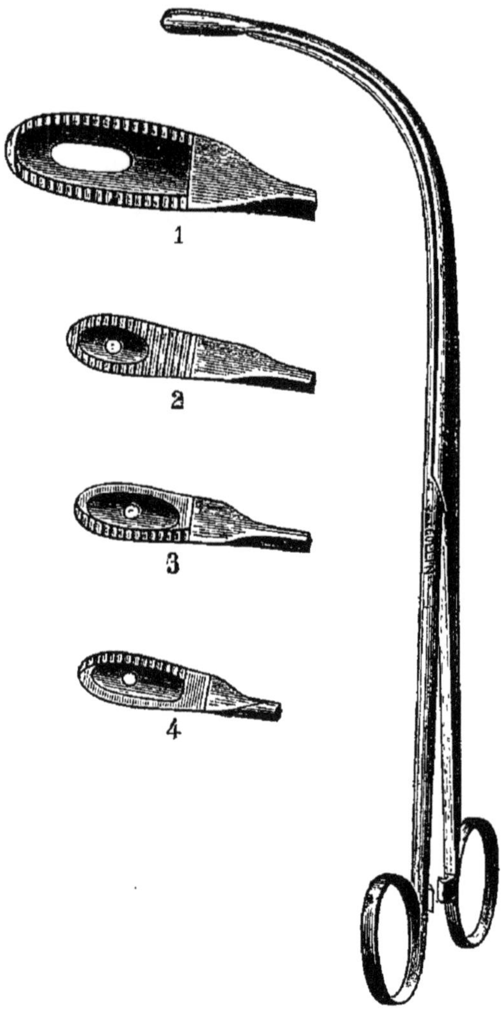

Fig. 37. — Pince à polypes de Fauvel.

miques : les uns comprennent l'arrachement, l'écrasement, le raclage, l'incision et l'excision; les autres, la cautérisation chimique proprement dite, la cautérisation thermique ou galvanocaustie et enfin l'électrolyse.

II. — Procédés mécaniques.

L'*arrachement* s'exécute à l'aide d'instruments

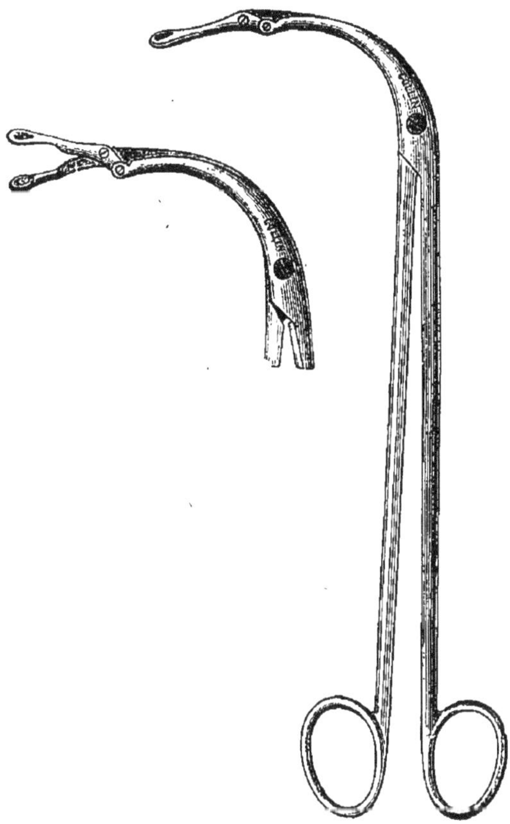

Fig. 38. — Pince de Cusco.

très variables; les plus répandus sont les *pinces laryngiennes*, s'ouvrant comme les pinces ordinaires, c'est-à-dire latéralement : nous citerons la *pince à polypes de Fauvel* (fig. 37) ; la *pince latérale de Mathieu*, s'ouvrant d'avant en arrière ; la *pince de Krishaber*, agissant d'arrière en avant ; la *pince de Cusco*, dont l'un des mors reste fixe

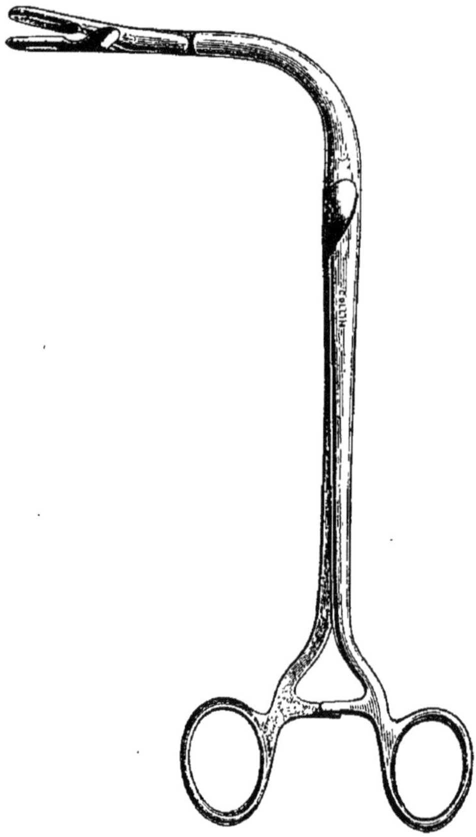

FIG. 39. — Pince laryngienne démontante de Ruault.

(fig. 38). Ces pinces peuvent avoir des bords tranchants ou mousses.

Signalons encore *la pince à mors creusés, fermant d'arrière en avant, de Mackenzie; la pince laryngienne démontante de Ruault* (fig. 39) ; *la pince à glissement* et à double articulation de Lüer, s'ouvrant d'arrière en avant (fig. 40); la même, à *triple articulation*, s'ouvrant latéralement; enfin, la *pince à polypes de Gottstein*, avec deux bouts, l'un latéral, l'autre antéro-postérieur pour le larynx (fig. 41).

Les *écraseurs* laryngiens rappellent par leur

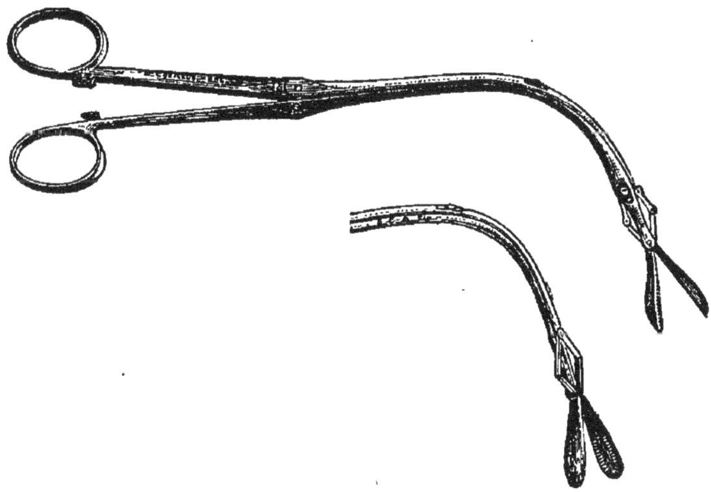

Fig. 40. — Pince à glissement et à double articulation de Lüer s'ouvrant d'arrière en avant ou latéralement.

forme celle des polypotomes. Ils se composent d'un conducteur livrant passage à un fil, dont l'anse terminale est susceptible d'être serrée à volonté, à l'aide d'un mécanisme spécial.

L'anse de fil de ces polypotomes peut avoir une direction latérale ou antéro-postérieure (fig. 42). Certains instruments sont munis de deux tiges : l'une latérale, l'autre antéro-postérieure (fig. 43). L'*anse laryngée de Gibb* est formée de deux parties coudées l'une sur l'autre et livrant passage à un fil métallique qui s'attache à une pièce mobile, perpendiculaire, et dont le mouvement de va-et-vient augmente ou diminue la longueur de l'anse. Les instruments de *Stöerk*, de *Jellenfy*, de *Tobold* et l'*anse laryngée de Carmalt Jones*, construits d'après les mêmes principes, présentent un perfectionnement : leur manche reste immobile pendant le mouvement de retrait du fil.

Raclage. — Les curettes, jadis abandonnées,

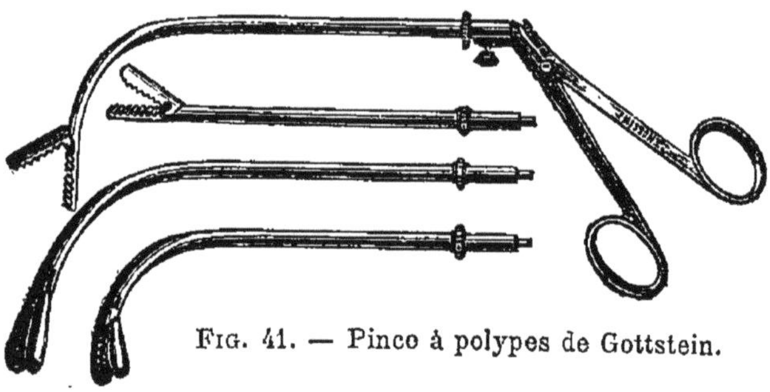

Fig. 41. — Pince à polypes de Gottstein.

sont de nouveau rentrées dans l'arsenal chirurgical du larynx, surtout depuis qu'on s'est appliqué à traiter la tuberculose par des méthodes opératoires nouvelles.

Elles sont fixées sur leur manche, ou au contraire peuvent en être séparées, comme celles de Krause (fig. 44) ou de Héring (fig. 45). La *curette double de Langraf* est assez spéciale : elle tourne en tous sens et peut faire des prises aussi bien horizontalement que verticalement. Nous n'avons pas besoin d'insister sur le manuel opératoire du raclage : il est facile à comprendre.

Incision. — Elle se pratique à l'aide de couteaux qui ont la forme d'une lancette à un ou deux tranchants et de bistouris droits ou recourbés.

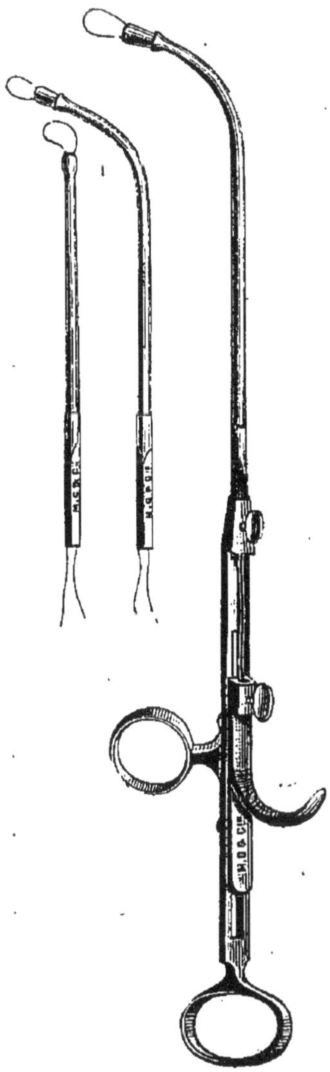

Fig. 42. — Polypotome à bouts latéraux ou antéro-postérieurs.

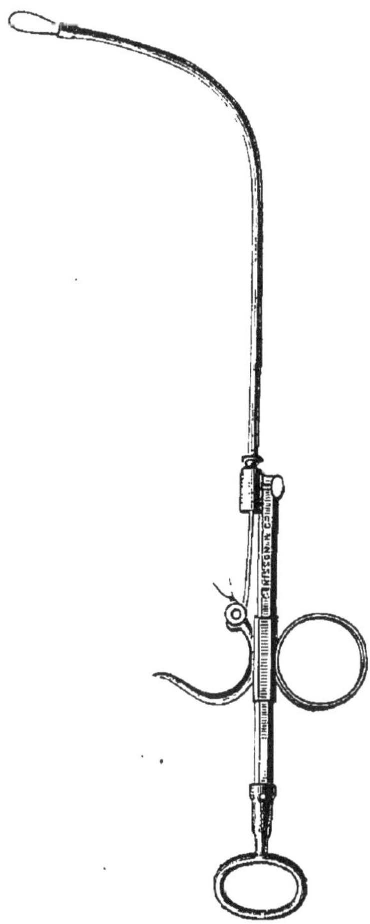

Fig. 43. — Polypotome laryngien muni de deux tiges, l'une latérale et l'autre antéro-postérieure.

Les bistouris ou scarificateurs se montent sur le manche de Héring (fig. 45).

L'incision peut encore se faire à l'aide du *couteau caché*, mousse ou pointu, agissant dans

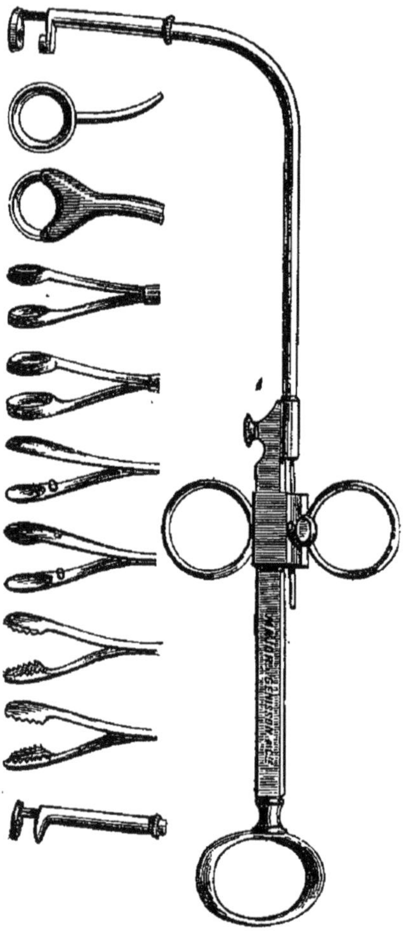

Fig. 44.
Série d'instruments de Krause.

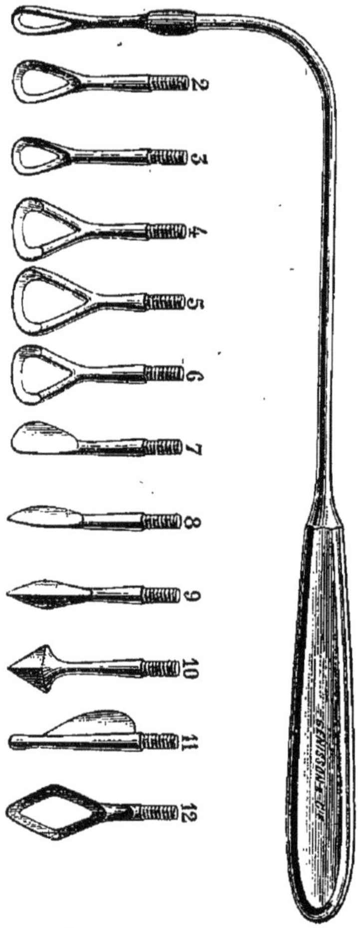

Fig. 45.
Instruments de Héring.

tous les sens et monté sur le manche de Schrötter (fig. 46).

Pour l'*excision*, on se sert de *pincettes* ou

emporte-pièces, qui se composent essentiellement de deux branches à ressorts, soudées à une tige traversant une canule conductrice. Poussées en dehors de cette dernière, les pincettes s'ouvrent par la force du ressort et se ferment dès qu'elles rentrent dans la canule.

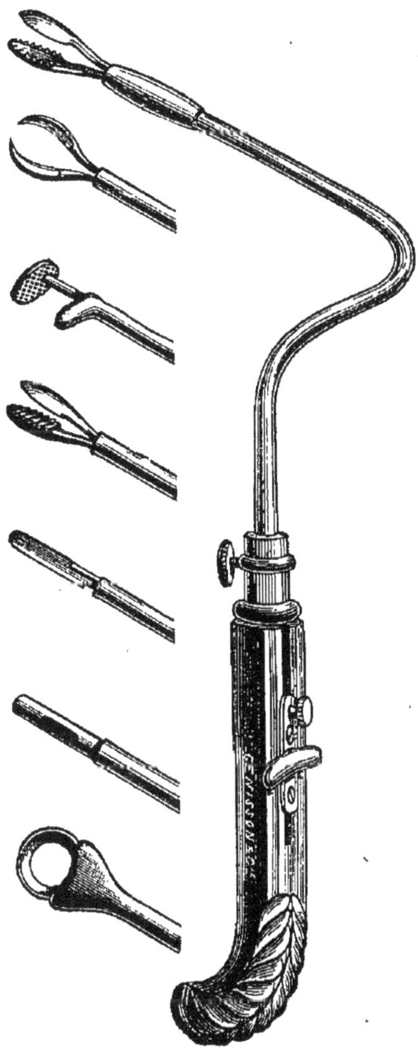

FIG. 46. — Instruments de Schrötter.

Les pincettes les plus employées sont celles de Schrötter, qui se montent sur un manche qui peut également recevoir des polypotomes; celles de Krause, qui coupent horizontalement ou verticalement. On a encore recours à la guillotine du même auteur, à celle de Störk, surtout utilisée pour sectionner les végétations du larynx, aux polypotomes à tranchant oblique, à anneau tranchant et en demi-sphère tournante de Collin, enfin au kystotome d'Isambert (fig. 47).

Une autre variété d'instruments non moins nombreux est représentée par les *pinces coupantes*. Les principales sont : la *pince à mors tranchants de Frankel*, coupant d'avant en arrière et d'arrière en avant; les *pinces à mors tranchants de Scheimann* (fig. 48); de *Holdgreen*, de *Ruault* (fig. 49); celle de *Gougenheim*, analogue, mais s'ouvrant latéralement ou d'avant en arrière, avec mors fenêtré ou non (fig. 50).

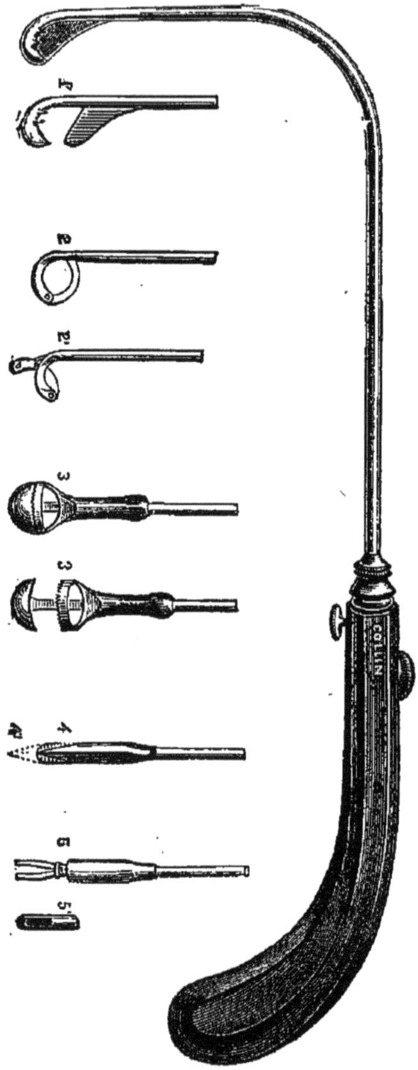

Fig. 47.— 1, Polypotome à tranchant oblique de Collin; 2, 2, polypotome à anneau tranchant de Collin; 3, 3, polypotome en demi-sphère tournante de Collin; 4, kystotome d'Isambert; 5, 5, porte-caustique.

Suarez leur a fait subir une modification consistant en un évidement de la partie médiane des branches, afin de pouvoir suivre constamment du regard leur extrémité (fig. 51).

III. — Procédés chimiques.

Les *caustiques* employés sont solides ou liquides; parmi les substances solides, nous citerons le nitrate d'argent et l'acide chromique : on les introduit dans le larynx au moyen d'un *porte-caustique* (fig. 47, 5).

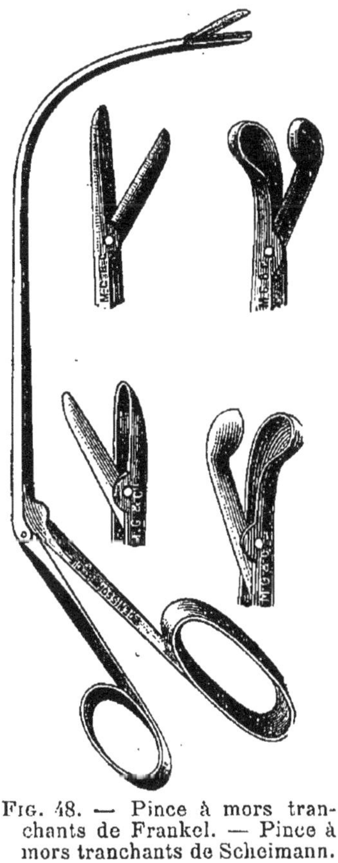

Fig. 48. — Pince à mors tranchants de Frankel. — Pince à mors tranchants de Scheimann.

Les caustiques liquides, beaucoup plus utilisés, sont introduits au moyen d'une éponge fine, d'un pinceau ou mieux d'un bourdonnet de coton hydrophile, fixé à un mandrin recourbé muni d'un manche.

Jarvis (de New-York) a fait construire un *porte-caustique laryngé à rainure*, destiné à pratiquer des attouchements à l'acide chromique sur les tumeurs qu'il serait difficile d'enlever.

L'instrument se compose d'une canule dans laquelle se meut une tige métallique, se continuant sous forme de ressort à boudin à partir du coude de l'instrument; un fil de laiton est soudé à l'extrémité du ressort, pour éviter la chute pos-

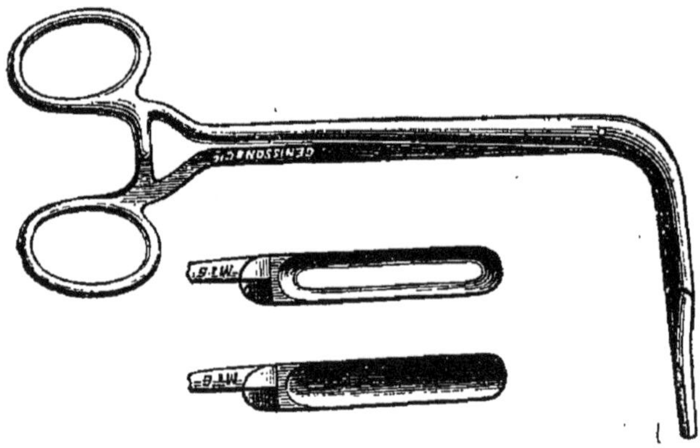

FIG. 49. — Pince à mors tranchants de Ruault.

sible du caustique dans le larynx. Ce ressort sert aussi à amortir le contact de la pointe avec

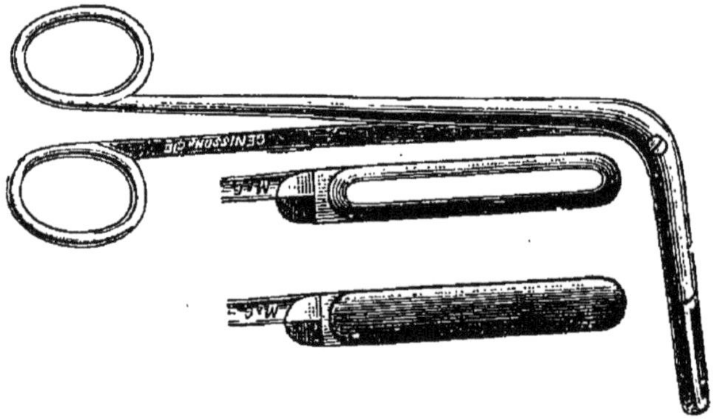

FIG. 50. — Pince emporte-pièce de Gougenheim.

le néoplasme. Le manche de l'instrument est creux et contient le ressort que l'opérateur fait jouer au moyen d'un mouvement de crémaillère.

IV. — Galvanocautère et Électrolyse.

La galvanocaustie chimique ou thermique ne présente rien de particulier à signaler, si ce n'est la disposition spéciale des instruments destinés à être introduits dans la cavité laryngienne. Ces *cautères* ont des formes variées (couteaux, anses, etc.) : ils se montent sur un manche.

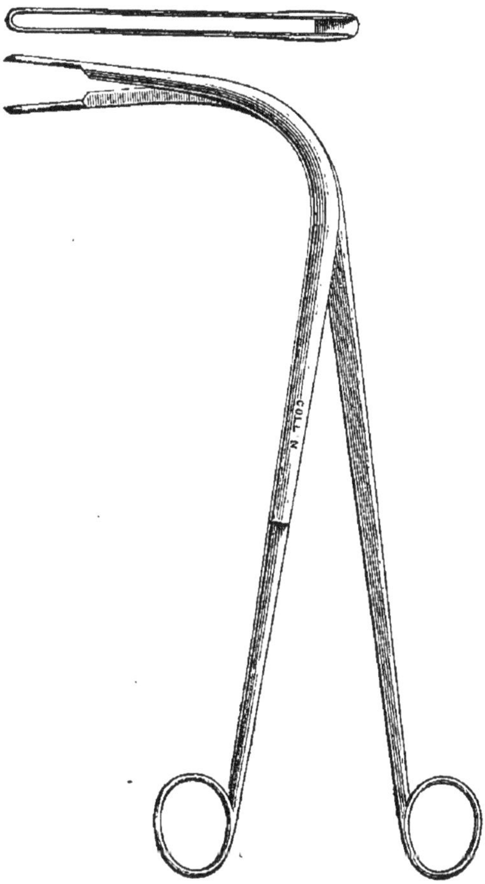

Fig. 51. — Pince fenêtrée de Suarez.

Les appareils galvaniques sont actionnés par des piles ou des accumulateurs et les instruments à électrolyse par des courants continus.

Il est indispensable, avant de tenter toute intervention endo-laryngée, d'anesthésier l'organe.

Autrefois, on commençait par faire l'éducation

du larynx, ce qui était souvent fort long; on avait recours aux bromures et à la glace contre la sensibilité réflexe ; on obtenait encore l'anesthésie locale à l'aide de badigeonnage avec du chloroforme ou une solution de morphine. Tout cela n'était pas sans danger.

Maintenant, lorsqu'on veut enlever une tumeur du larynx, on fait, au moyen d'un tampon d'ouate, une application de cocaïne en s'aidant du miroir. L'expérience apprend qu'il vaut mieux faire deux ou trois badigeonnages successifs à des intervalles de quelques minutes avec une solution à 5 p. 100 ou à 10 p. 100 : un seul badigeonnage avec une solution plus forte exposerait à l'intoxication.

Doit-on faire usage du chloroforme dans les opérations endo-laryngées? Nous ne le pensons pas. Il est en effet une raison qui contre-indique d'une manière formelle la chloroformisation : c'est un laryngospasme pouvant devenir mortel par le contact prolongé des instruments, et provenant de ce que l'action paralysante du chloroforme ne s'étend pas aux muscles du voile du palais, ni à ceux du larynx. La trachéotomie préalable permettrait seule l'anesthésie chloroformique.

Toutes les méthodes de traitement que nous venons de passer en revue sont subordonnées au siège, au volume et à la forme de la tumeur, ainsi qu'à l'habitude particulière de chaque opérateur.

Si le polype est pédiculé, tous les instruments peuvent servir et l'extirpation en est facile.

Si au contraire la tumeur est sessile, on emploie la pince ou le polypotome. Avec la pince, on peut avoir l'espoir d'enlever des portions de tumeur plus considérables qu'avec tout autre instrument et on ne risquera pas de laisser tomber des parcelles dans la trachée, comme avec la curette ou les couteaux.

Si le polype occupe le milieu d'une corde vocale, rien n'est plus facile que de l'enlever avec la guillotine; s'il est fixé dans l'angle antérieur des cordes, le mieux est de le saisir à l'aide d'une pince s'ouvrant de haut en bas.

On a rarement recours à la *galvanocaustie :* son emploi est limité à l'ablation des tumeurs volumineuses qui siègent dans la partie supérieure du larynx; elle est contre-indiquée pour les lésions des cordes vocales et des replis ary-épiglottiques.

CHAPITRE III

TRAITEMENT EXTRA-LARYNGÉ DES POLYPES ET TUMEURS DU LARYNX. LARYNGOTOMIES.

I. — Laryngotomie totale.

On appelle laryngotomies des opérations qui ouvrent en partie ou en totalité le larynx, pour pouvoir aborder facilement les tumeurs situées dans l'intérieur de sa cavité.

La laryngotomie totale ou *thyro-cricotomie* consiste à diviser, sur la ligne médiane, les cartilages thyroïde, cricoïde et la membrane qui les réunit.

Avant de décrire les laryngotomies, il nous faut rappeler sommairement la configuration extérieure et les rapports du larynx.

1° Considérations anatomiques.

Le larynx est situé à la partie moyenne et antérieure du cou, dans la région sous-hyoïdienne, au-dessus de la trachée, au-dessous de l'os hyoïde et de la base de la langue, au-devant de la moitié inférieure du pharynx. Il est doué d'une très grande mobilité, favorisée, dit A. Richet, par la laxité du tissu cellulaire lamelleux et sans graisse qui l'enveloppe. Il est plongé dans une sorte d'atmosphère conjonctive à larges mailles qui ressemble beaucoup aux bourses séreuses, et qui se continue avec le tissu cellulaire du médiastin, en suivant la trachée et l'œsophage.

Le larynx a, dans son ensemble, la forme d'une pyramide triangulaire à base supérieure et à sommet inférieur, ce qui permet de lui distinguer trois faces, trois bords et deux extrémités. Des faces, deux sont antéro-latérales et symétriques, la troisième postérieure.

Les faces *antéro-latérales* sont constituées en haut par une surface plane dépendant du cartilage thyroïde; puis par le muscle crico-thyroïdien, l'articulation crico-thyroïdienne, et enfin une surface triangulaire légèrement bombée qui appartient au cricoïde. Elles sont en rapport avec les lobes latéraux du corps thyroïde, les muscles sterno-thyroïdien et thyro-hyoïdien, qui s'insèrent l'un à la lèvre inférieure et l'autre à la lèvre supérieure de la ligne oblique du cartilage thyroïde. Plus superficiellement, on rencontre le muscle sterno-cléido-hyoïdien, l'aponévrose cervicale superficielle, le tissu cellulaire sous-cutané et la peau.

La face *postérieure*, qui forme en même temps la paroi antérieure du pharynx, présente à considérer une partie médiane arrondie et convexe, en forme de baril (J. Cruveilhier) et deux parties latérales excavées en gouttières. Le tout est recouvert par la muqueuse pharyngienne, au-dessous de laquelle se trouvent en haut les cartilages aryténoïdes réunis par le muscle aryténoïdien, en bas le cricoïde et les crico-aryténoïdiens postérieurs.

Les gouttières latérales, dites pharyngo-laryngées, vont des grandes cornes de l'hyoïde au bord supérieur du cartilage cricoïde. Elles sont constituées en dehors par le cartilage thyroïde, en dedans par les replis aryténo-épiglottiques.

Des trois *bords* du larynx, l'*antérieur* est le plus important pour le chirurgien : il présente à étudier de haut en bas l'angle saillant du thyroïde, la membrane crico-thyroïdienne, la face antérieure du cricoïde. Le bord antérieur du cartilage thyroïde est le point de convergence de ses deux faces ; il commence en haut par une échancrure plus ou moins prononcée suivant les sujets, et se termine par un petit tubercule qui contribue à rétrécir l'espace intercrico-thyroïdien. Ce bord, vulgairement appelé *pomme d'Adam*, correspond en avant à la peau, dont il est quelquefois séparé par une bourse séreuse remontant jusqu'à l'os hyoïde ; en arrière il donne attache aux cordes vocales ; et, pour éviter de les sectionner, il faut inciser bien exactement sur la ligne médiane dans la laryngotomie thyroïdienne de Desault. Le thyroïde s'ossifie de très bonne heure, ce qui rend plus difficiles les opérations que l'on pratique sur lui.

La membrane crico-thyroïdienne est un demi-cône dont le sommet tronqué s'attache au thyroïde et la base au cricoïde ; elle est très épaisse et a une coloration jaunâtre due aux nombreux éléments élastiques qui entrent dans sa constitution. Elle est percée de plusieurs orifices, pour le passage des vaisseaux sanguins et lymphatiques de la portion sous-glottique de la muqueuse du larynx. Au-devant d'elle se trouvent souvent un ganglion lymphatique dit pré-laryngé (Poirier) et toujours l'anastomose des deux artères crico-thyroïdiennes, qui est fatalement intéressée dans la laryngotomie inter-crico-thyroïdienne. Cette membrane a une hauteur moyenne de 10 millimètres, suffisante pour recevoir une canule.

Le face antérieure du cricoïde a, sur la ligne médiane, dans l'intervalle que laissent entre eux les muscles crico-thyroïdiens, une très petite hauteur : on la sectionne dans la crico-trachéotomie de Boyer et de de Saint-Germain.

Les *bords postérieurs* sont représentés par la partie correspondante du cartilage thyroïde. Ils regardent la colonne vertébrale et sont en rapport avec le paquet vasculo-nerveux du cou, c'est-à-dire la carotide primitive, la jugulaire interne, le pneumogastrique : le grand sympathique est un peu plus éloigné. Ces bords donnent attache au constricteur inférieur du pharynx et au stylo-pharyngien; le chirurgien doit compter avec eux quand il pratique la laryngectomie.

Le *sommet*, ou extrémité inférieure du larynx, se continue avec la trachée tantôt par de simples liens fibreux, tantôt par fusion directe du cricoïde avec le premier anneau. Il répond à l'extrémité inférieure du pharynx ; et, plus en arrière, au disque intervertébral qui sépare la sixième de la septième vertèbre cervicale.

La *base* est constituée d'avant en arrière par le bord supérieur du cartilage thyroïde, l'épiglotte avec ses replis antérieurs (glosso-épiglottiques), latéraux (pharyngo-épiglottiques), postérieurs (aryténo-épiglottiques), et enfin par l'orifice supérieur du larynx qui regarde obliquement en bas et en arrière.

Les connexions les plus importantes de cette base se font avec la membrane thyro-hyoïdienne, qui unit le cartilage thyroïde à la lèvre postérieure de l'os hyoïde. Elle est en rapport avec les branches de l'artère thyroïdienne supérieure et livre passage, tout à fait en bas, aux vaisseaux et nerfs laryngés supérieurs. C'est cette membrane que l'on sectionne en travers dans la pharyngotomie de Malgaigne, dite encore laryngotomie sus-hyoïdienne.

2° Manuel opératoire.

Il est de règle de faire précéder la laryngotomie totale d'une trachéotomie préliminaire avec canule ordinaire ou canule-tampon; et, il est bon de laisser écouler un certain intervalle entre les deux opérations, afin que le malade s'habitue à respirer par sa canule.

Conseillée par Desault, la laryngotomie a été exécutée par Brauers (de Louvain), Ehrmann (de Strasbourg), et depuis par un grand nombre d'autres chirurgiens.

Le bord antérieur du larynx, que l'on doit découvrir, est très superficiel, n'étant séparé de la peau que par une mince couche sous-cutanée et la ligne blanche sous-hyoïdienne. Il est bon, surtout si l'on n'a pas fait de trachéotomie préliminaire, de mettre le malade dans la position de E. Rose, pour éviter l'entrée du sang dans les voies aériennes inférieures.

Opération. — On fait une incision médiane et verticale allant de l'os hyoïde à deux centimètres au-dessous du cartilage cricoïde (fig. 52) : elle intéresse d'emblée tous les plans situés au-devant du larynx. On peut diviser le cartilage thyroïde soit de bas en haut, après perforation de la membrane crico-thyroïdienne, soit de haut en bas, en ouvrant la membrane thyro-hyoïdienne. Quant à la section, elle se pratique avec un bistouri boutonné ou de forts ciseaux mousses : facile chez les sujets jeunes, elle peut devenir laborieuse chez les vieillards à cartilages ossifiés. Il est important d'agir bien exactement sur la ligne médiane, pour ne pas léser l'insertion antérieure des cordes vocales.

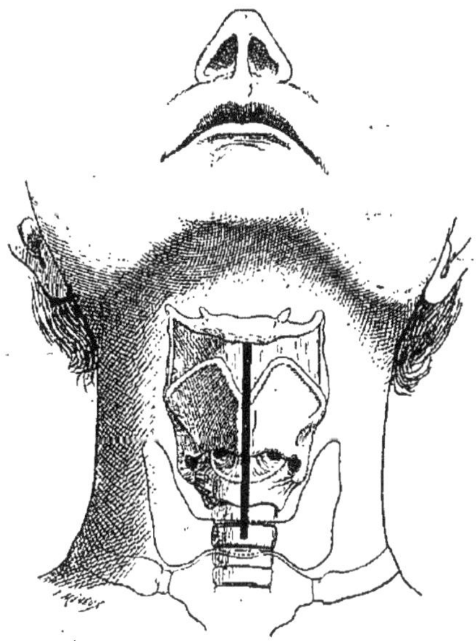

FIG. 52.
Incision de la laryngotomie totale.

Le cricoïde se sectionne comme le thyroïde, en son milieu, de préférence au bistouri ; si la voie n'est pas assez large, on peut encore diviser les premiers anneaux de la trachée.

Une fois la tumeur endo-laryngée extirpée, il ne reste plus qu'à réunir les parties qui ont été sectionnées.

La mortalité est d'environ 5 p. 100 après cette opération. Les troubles respiratoires sont rares; au contraire, on a fréquemment à noter des troubles de la phonation, de l'enrouement et même de l'aphonie. Les indications sont à peu près les mêmes que celles de la laryngotomie thyroïdienne de Desault (page 75).

II. — Laryngotomies partielles.

Les laryngotomies partielles sont au nombre de quatre : la laryngotomie sous-hyoïdienne qui passe entre l'os hyoïde et le cartilage thyroïde, la laryngotomie thyroïdienne ou section du cartilage thyroïde, la laryngotomie intercrico-thyroïdienne qui divise la membrane du même nom, enfin la crico-trachéotomie qui sera décrite avec les autres opérations sur la trachée.

1° Laryngotomie sous-hyoïdienne.

La laryngotomie sous-hyoïdienne est due à Malgaigne[1]; elle a été étudiée par Langenbeck, puis par A. Richet qui lui a donné le nom plus exact de *pharyngotomie sous-hyoïdienne*. Elle

1. Malgaigne et L. Le Fort, *Manuel de médecine opératoire*, 9e édit., Paris, 1889, t. II, p. 286.

permet d'aborder le larynx, l'extrémité inférieure du pharynx et l'origine de l'œsophage, en passant à travers la peau, le tissu cellulaire sous-cutané, l'aponévrose cervicale et la membrane thyro-hyoïdienne.

La tête étant maintenue en extension à l'aide d'un coussin placé sous les épaules, on fait à la peau, immédiatement au-dessous de l'os hyoïde, en rasant son bord inférieur, une incision transversale de 4 à 5 centimètres (fig. 53). Dans un deuxième temps, on sectionne le peaucier, l'aponévrose cervicale et la moitié interne des deux muscles sterno-hyoïdiens. Puis, après avoir incisé la membrane thyro-hyoïdienne et ses fibres épiglottiques, on aperçoit la muqueuse qui fait saillie à chaque expiration; il n'y a plus qu'à la pincer et à l'ouvrir avec le bistouri ou les ciseaux.

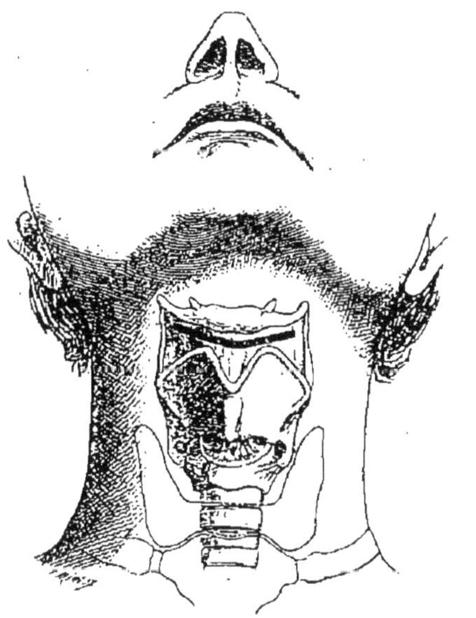

Fig. 53. — Laryngotomie sous-hyoïdienne de Malgaigne.

Malgaigne n'a jamais pratiqué son opération sur le vivant; mais d'autres chirurgiens y ont eu recours, soit pour l'extraction des corps étrangers, soit pour l'ablation des néoplasmes laryngés, pharyngiens ou œsophagiens supérieurs : A. Iversen[1] a pu en réunir 18 cas.

2° Laryngotomie thyroïdienne.

Cette opération, appelée encore *thyrotomie*, est due à Desault[2] et consiste à ouvrir le larynx à l'aide d'une section médiane et verticale du cartilage thyroïde.

Opération. — Le malade étant dans la même position que pour la laryngotomie totale, on fait une incision allant de l'os hyoïde au cartilage cricoïde (fig. 54) ; on découvre bien nettement la membrane crico-thyroïdienne, on abaisse avec l'ongle l'artère de même nom et l'on plonge le bistouri au-dessus. Par cette voie on divise, avec des ciseaux mousses, le cartilage thyroïde en son milieu et de bas en haut. Si l'on en excepte la section du cricoïde, cette

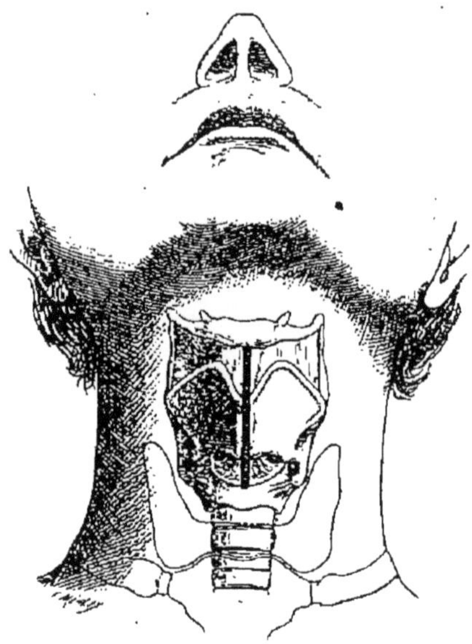

FIG. 54.
Laryngotomie thyroïdienne.

1. A. Iversen, *Langenbeck's Arch.*, 1884, t. XXXI, p. 610.
2. Desault, *Œuvres chirurgicales*, t. II, p. 245.

opération ressemble, on le voit, à la laryngotomie totale.

Elle a d'ailleurs à peu près les mêmes indications et doit presque toujours, elle aussi, être précédée de la trachéotomie.

Après intervention sur le larynx, on suture les téguments : la réunion du cartilage thyroïde par suture spéciale ne semble d'aucune utilité.

La thyrotomie a été faite pour l'extraction des corps étrangers, les rétrécissements et surtout les tumeurs du larynx (Laroyenne [1], P. Bruns [2], Quénu [3], etc.).

Elle convient aux tumeurs bénignes glottiques et ventriculaires, pour lesquelles les voies naturelles sont insuffisantes, ainsi qu'à certains sarcomes circonscrits; mais, elle n'a jamais donné de bons résultats dans les épithéliomes.

3° Laryngotomie intercrico-thyroïdienne.

Elle a été proposée en 1776 par Vicq-d'Azyr qui, après l'avoir plusieurs fois expérimentée sur des chiens, a admis sa possibilité chez l'homme. Elle fut plus tard préconisée par Fourcroy [4] et Desault. Roux, au dire de Malgaigne, l'aurait le premier pratiquée sur le vivant en 1831 ; toutefois, malgré les travaux de Bourguet d'Aix, elle tomba dans

1. Laroyenne, *Polype du larynx, section du thyroïde* (*Gaz. heb. de méd.*, Paris, 1873, t. X, p. 780).
2. P. Bruns, *Die Laryngotomie, zur Entfernung intralaryngealer Neubildungen*, Berlin, 1878.
3. Quénu, *Bull. et Mém. de la Soc. de Chir.*, Paris, 1897, p. 554.
4. Fourcroy, Thèse de Paris, 1779.

l'oubli jusqu'au mémoire de Krishaber [1] à la Société de chirurgie, au rapport de Nicaise [2], aux discussions de A. Verneuil et de G. Richelot [3] qui s'en sont montrés partisans.

Cette opération a, en outre, fait l'objet des thèses de Launay (1882), Agmar (1883), Castagné (1884).

Elle est en général repoussée, à cause de la petitesse de l'espace crico-thyroïdien ; pourtant, les recherches de Nicaise tendent à montrer que cet espace est plus étendu qu'on ne le croit. Il mesure en hauteur chez l'homme de 9 à 11 millimètres et de 8 à 10 chez la femme, ce qui permet l'introduction d'une canule moyenne.

Vicq-d'Azyr et Fourcroy se servaient d'un bronchotome aplati, Blandin conseilla de ponctionner avec un trocart la membrane crico-thyroïdienne ; c'est ce que fit Bourguet, qui utilisa ensuite la canule de Bretonneau. Ce procédé est mauvais, car il expose à déchirer la muqueuse et à fracturer le cricoïde, surtout si ce dernier a été entamé par le bistouri dans la section des téguments.

Nicaise a bien montré la disposition anatomique du cricoïde dont le diamètre transversal diminue de bas en haut, et qui est plus étroit en arrière qu'en avant. La canule, une fois introduite, appuie sur l'arc antérieur de l'anneau cricoïdien, comprime latéralement sa face interne et tend à la faire éclater.

1. Krishaber, *Bull. et Mém. de la Soc. de chir.*, Paris, 1878, p. 748.
2. Nicaise, *Ibidem*, 1882, p. 322, 331 et 1886, p. 279.
3. G. Richelot, *Ibidem*, 1886, p. 226.

Opération. — Elle est simple et facile. Après avoir exploré la région et senti le creux crico-thyroïden, on fixe le larynx avec le pouce et le médius de la main gauche, tandis que l'index jalonne l'angle inférieur du thyroïde.

L'opération peut être faite au thermocautère (Krishaber) ou au galvanocautère, mais le bistouri est bien préférable. Dans un premier temps, à partir du bord inférieur du cartilage thyroïde, on fait une incision médiane et verticale de 25 millimètres (fig. 55), comprenant la peau, le tissu cellulaire sous-cutané et l'aponévrose. On tombe dans l'interstice des muscles sterno-cléido-hyoïdien et sterno-thyroïdien, que l'on sépare, de préférence avec la sonde cannelée, en évitant de léser l'arcade artérielle crico-thyroïdienne, qui doit être liée dès qu'on la rencontre. On peut être encore gêné par une grosse veine décrite par le professeur Farabeuf; et il ne faut pas oublier que l'irruption du sang dans les voies aériennes est quelquefois suivie d'asphyxie. Si l'on ren-

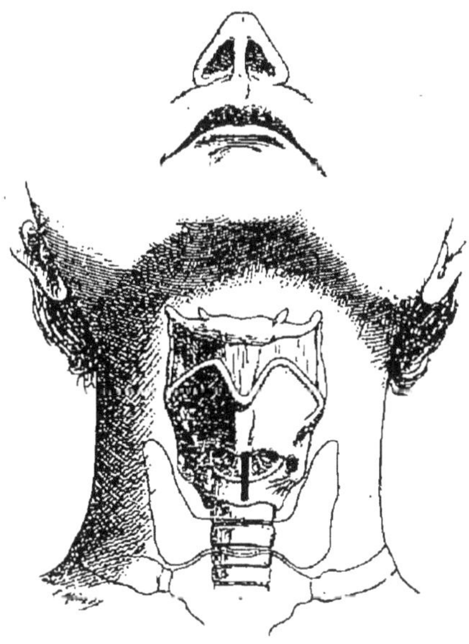

FIG. 55.
Laryngotomie inter-crico-thyroïdienne.

contre la pyramide de Lalouette ou un ganglion pré-laryngé, il est facile, après mobilisation, de les récliner à droite ou à gauche.

Le deuxième temps consiste dans l'ouverture de la membrane crico-thyroïdienne. Boyer avait proposé de l'ouvrir transversalement, pour éviter plus sûrement l'artère crico-thyroïdienne et avoir un orifice plus grand; on préfère en général l'incision verticale qui, quand elle est insuffisante, peut s'agrandir à l'aide de deux petits débridements transversaux de 2 millimètres.

L'introduction de la canule présente quelquefois des difficultés. Elle ne doit pas dépasser 9 à 10 millimètres, ce qui est d'ailleurs suffisant pour la respiration. Les canules ordinaires à trachéotomie sont d'une introduction difficile, à moins qu'elles ne soient munies d'un mandrin analogue à celui de Péan. La canule à bec de Krishaber est de beaucoup préférable.

Il est important, quand la canule doit rester longtemps en place, qu'elle ait une courbure appropriée à la forme de la région; car, si le rayon de courbure est trop grand, il refoule en arrière la paroi postérieure de la trachée et l'œsophage; et, s'il est trop petit, il comprime la paroi antérieure du cricoïde et peut le faire éclater, ce qui n'est pas sans inconvénient.

La laryngotomie intercrico-thyroïdienne a l'avantage d'être une opération facile, même chez les sujets à cou gras et court, ou à corps thyroïde hypertrophié.

Par contre, la présence d'une canule dans le larynx n'est pas sans danger ; elle amène rapidement une inflammation de cet organe et même des ulcérations. Tant que ces désordres sont limités à la région cricoïdienne, l'inconvénient n'est pas très grand; mais il n'en est plus de même quand les cordes vocales sont envahies : alors peuvent survenir des troubles plus ou moins marqués de la phonation.

Ce n'est donc que quand la trachéotomie proprement dite sera reconnue impossible, que le chirurgien devra avoir recours à la laryngotomie intercrico-thyroïdienne.

CHAPITRE IV

EXTIRPATION DU LARYNX — LARYNGECTOMIES

I. — Aperçu historique.

L'extirpation du larynx peut être totale ou partielle; et dans ce dernier cas unilatérale, si elle comprend la moitié de l'organe. Elle a été d'abord expérimentale, et la priorité semble appartenir à Albers (de Bonn) [1] qui aurait, en 1829, pratiqué chez le chien deux ablations partielles avec succès, et deux ablations totales, suivies de mort.

En 1870, Czerny [2] communiqua au Congrès des chirurgiens allemands un travail sur l'extirpation totale du larynx chez le chien, dans lequel il conclut que l'opération pourrait être tentée avec succès chez l'homme. C'est ce que fit Billroth [3], le 31 décembre 1873, pour un cancer du larynx : la guérison opératoire fut parfaite; mais la récidive survint au bout de quatre mois et la mort au bout de sept.

Un certain nombre de chirurgiens, tant Allemands (Langenbeck, Hüeter) que Français

1. Albers, *Jour. von Græfe und Walther*, 1829, p. 224.
2. Czerny, *Wiener med. Wochen.*, 1870, p. 558.
3. Billroth, *Arch. f. klin. Chir.*, 1873, t. XVII, p. 343.

5.

(Schwebel [1], Kœberlé, Bœckel, Hermantier [2]), revendiquèrent la priorité de cette opération qu'ils prétendirent, sinon avoir exécutée, du moins avoir conçue et proposée avant Billroth.

Les principaux travaux étrangers sur la question sont les communications au XIIIe Congrès des chirurgiens allemands de Schede, Küster, Hahn [3], les mémoires de Zezas [4] et Salzer [5] dans les Archives de Langenbeck, ceux de Lublinski [6], Burow [7], Solis Cohen [8], etc.

En France, L. Labbé [9] fit la première laryngectomie en 1885 ; il avait été précédé des travaux de Hermantier, Blum [10], et suivi de ceux de Heydenreich [11], Schwartz [12], qui a pu rassembler 119 extirpations, Ch. Monod et Ruault [13], L. Le Fort [14], Périer, Pinçonnat [15], qui publia une obser-

1. Schwebel, Thèse de Strasbourg, 1866.
2. Hermantier, Thèse de Paris, 1876.
3. Hahn, *Treizième congrès de chir. all.* (*Centralb. f. Chir.*, 1884, annexe, p. 55).
4. Zezas, *Arch. f. klin. Chir.*, 1884, t. XXX, p. 665.
5. Salzer, *Arch. f. klin. Chir.*, 1885, t. XXXI, p. 848.
6. Lublinski, *Berl. klin. Woch.*, 1886, p. 122 et 154.
7. Burow, *Arch. of laryngology*, avril 1883.
8. Solis Cohen, *Encyclop. intern. de Chir.*, Paris, 1886, t. VI, p. 132.
9. L. Labbé, *Bull. de l'Acad. de méd. de Paris*, 24 mars 1885 et 26 janvier 1886.
10. Blum, *Arch. gén. de méd.*, Paris, 1882, t. II, p. 68.
11. Heydenreich, *Semaine médicale*, Paris, 1885, p. 175.
12. Schwartz, *Des tumeurs du larynx*. Thèse d'agrégation, Paris, 1886, p. 203 et suiv.
13. Ch. Monod et Ruault, *Gaz. hebd. de med. et chir.*, Paris, 1887, p. 821.
14. L. Le Fort, *Leçon clinique*, in *Bull. méd.*, 1888, p. 971.
15. Pinçonnat, *De l'extirpation du larynx*. Thèse de Paris, 1890.

vation inédite de l'un de nous (F. Terrier), Mongour[1], Perruchet, etc.

II. — Manuel opératoire.

1° Trachéotomie préliminaire.

Elle peut être faite immédiatement avant l'opération, mais le plus souvent on la pratique

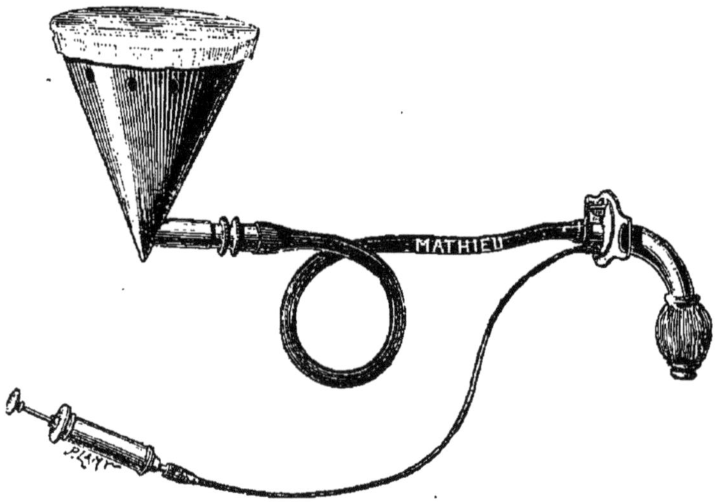

Fig. 56. — Canule-tampon de Trendelenburg.

quelque temps auparavant, deux ou trois semaines en moyenne, pour permettre au malade de s'accoutumer à ce nouveau mode de respiration. Il est avantageux, comme l'a recommandé Lublinski, de faire la trachéotomie plutôt un peu bas.

En général, on a recours à l'anesthésie chlo-

1. Mongour, *De la laryngectomie*, Thèse de Bordeaux, 1890.

roformique. Pour empêcher le sang de tomber dans les voies aériennes, on a conseillé de mettre le malade dans la position de E. Rose, ou encore de recourir à la canule-tampon (fig. 56) de Trendelenburg[1], dont la partie intra-trachéale est munie d'un bourrelet de caoutchouc, susceptible d'être distendu et de venir au contact de la face interne de la trachée, qu'il obture hermétiquement.

Czerny arriverait au même résultat en plaçant au-dessus de la canule trachéale ordinaire une petite éponge.

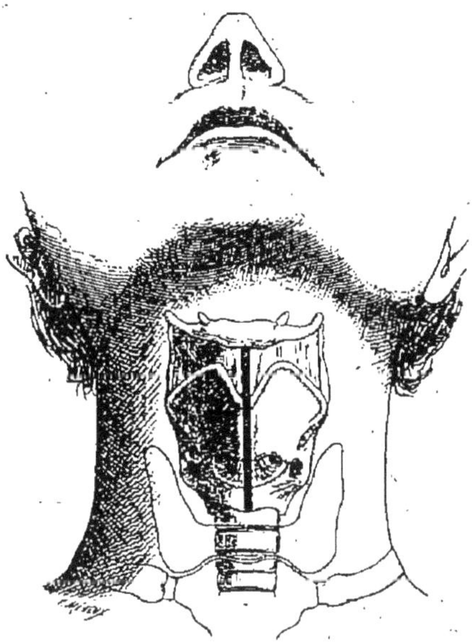

Fig. 57.
Incision verticale pour la laryngectomie totale.

2° Laryngectomie totale.

L'incision des téguments varie suivant les lésions et suivant le chirurgien. Le cancer est-il limité au larynx, on peut l'aborder par une verticale (fig. 57) ou par une incision en T. La verticale doit commencer au-dessous de l'os hyoïde, pour aboutir au bord inférieur du cricoïde; l'incision en T donne plus de jour; elle a à peu près

1. Trendelenburg, *Berl. klin. Woch.*, 1871, n° 19.

la même longueur dans sa branche verticale et l'horizontale suit l'os hyoïde dans une étendue de 5 à 6 centimètres (fig. 58).

Une fois les téguments divisés, on détache en haut les muscles qui recouvrent le larynx en rasant les cartilages et en liant les vaisseaux à mesure qu'ils sont coupés. En bas, on agit de même, en se rappelant que la section de l'artère crico-thyroïdienne est inévitable.

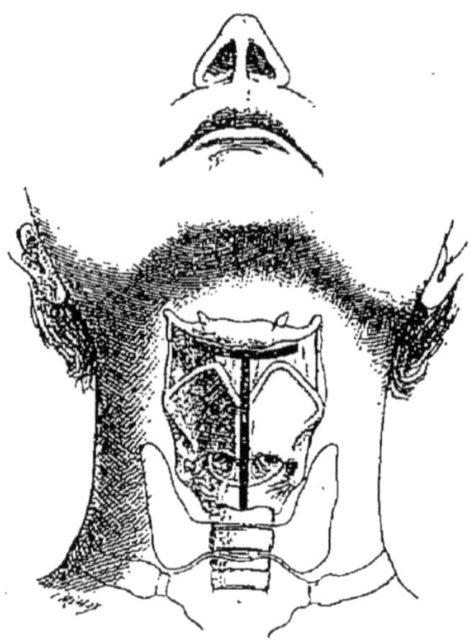

Fig. 58.
Incision en T pour la laryngectomie totale.

L'organe se trouve ainsi libéré sur la ligne médiane antérieure et sur les côtés; il reste à le dégager en arrière, en haut et en bas.

On peut agir de haut en bas : c'est moins facile; il est donc préférable, après section de la trachée, d'opérer de bas en haut. On divise la trachée en travers sous le cricoïde, à petits coups et prudemment; puis, on la décolle de l'œsophage avec le doigt ou la sonde cannelée. A l'aide d'un crochet introduit dans sa cavité, on attire le larynx en haut et en avant; il reste attaché par la membrane thyro-hyoïdienne, les replis glosso-épiglottiques et l'éperon laryngo-pharyngien.

Réclinant le larynx en dehors, on fait saillir la grande corne du cartilage thyroïde du côté opposé : on la sectionne, ainsi que la membrane thyro-hyoïdienne, après avoir placé une double ligature sur l'artère laryngée supérieure. Si on conserve l'épiglotte, on la sépare du larynx; si on l'enlève, on coupe les replis glosso-épiglottiques. La même manœuvre étant faite de l'autre côté, il ne reste plus qu'à fendre l'éperon laryngo-pharyngien.

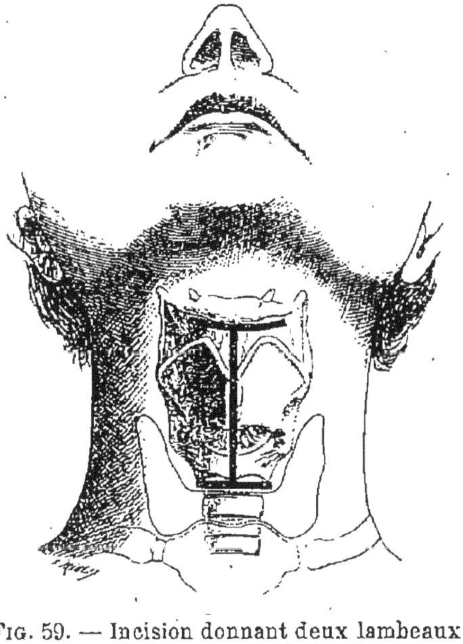

FIG. 59. — Incision donnant deux lambeaux pour la laryngectomie totale.

L'opération tout entière se fait d'ordinaire au bistouri; pourtant, certains chirurgiens (L. Labbé) ont eu recours au galvano-cautère pour les parties profondes.

Si la tumeur très étendue a dépassé les limites du larynx, il est indispensable d'employer une incision verticale, aux deux extrémités de laquelle on mène deux horizontales (fig. 59), ce qui donne beaucoup de jour. C'est dans ces cas qu'on peut être amené à enlever les premiers anneaux de la trachée, des ganglions lymphatiques dégénérés, une partie du pharynx ou de l'œsophage.

Ces opérations sont toujours laborieuses et longues; quelques-unes ont duré plus de trois heures. Quand elles sont terminées, il en résulte une vaste plaie béante dont le fond est formé par la paroi antérieure de l'œsophage en bas, la paroi postérieure du pharynx en haut : elle est limitée à sa partie supérieure par la bouche et le pharynx.

Il est très utile d'isoler de la plaie opératoire, par suture si possible, le canal pharyngo-œsophagien ; car, c'est de lui que vient l'infection. On s'assure de l'hémostase, du bon fonctionnement de la canule-tampon, on met une sonde œsophagienne à demeure et on bourre la plaie de gaze stérilisée, après l'avoir rétrécie à sa partie inférieure par quelques points de suture.

La canule-tampon est laissée en place huit à dix jours, puis remplacée par une canule ordinaire ; quant à la sonde œsophagienne, elle reste de deux à quatre semaines.

3° Laryngectomie partielle.

Le plus souvent elle consiste dans l'ablation d'une moitié du larynx, l'autre étant respectée par le néoplasme.

On fait une incision en L, dont l'horizontale correspond à l'os hyoïde du côté à enlever (fig. 60) et dont la verticale va jusqu'à la limite inférieure du cricoïde. La face antérieure du larynx étant dénudée, on sectionne le thyroïde sur la ligne médiane, puis le cricoïde. On détache la trachée d'un côté et on enlève l'organe de bas en haut, en s'occupant surtout de la libération de sa face latérale.

Le pansement, la canule, la sonde œsophagienne ne présentent rien de spécial.

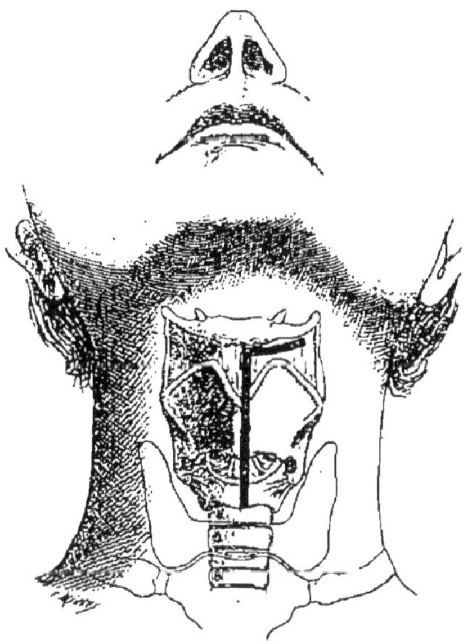

Fig. 60.
Incision en L pour la laryngectomie partielle.

4° Laryngectomie sans trachéotomie préalable.

Elle a été préconisée par Ch. Périer[1], qui l'a exécutée pour la première fois, le 5 mars 1890.

On fait, à un travers de doigt au-dessous du bord inférieur du cricoïde, une incision transversale qui va du bord antérieur d'un sterno-mastoïdien à l'autre. Une seconde incision parallèle à la première, réunissant les deux sterno-mastoïdiens, passe immédiatement au-dessous de l'os hyoïde : elle intéresse tous les

1. Ch. Périer, *Bull. et Mém. de la Soc. de chir.*, Paris, 1890, p. 242, et Perruchet, Thèse de Paris, 1894.

tissus jusqu'à la membrane thyro-hyoïdienne; enfin une troisième incision médiane, verticale, réunit les deux précédentes.

Il en résulte deux volets (fig. 61) que l'on dissèque jusqu'au bord postérieur du cartilage thyroïde et que l'on rabat en dehors. On sectionne les insertions thyroïdiennes et cricoïdiennes du

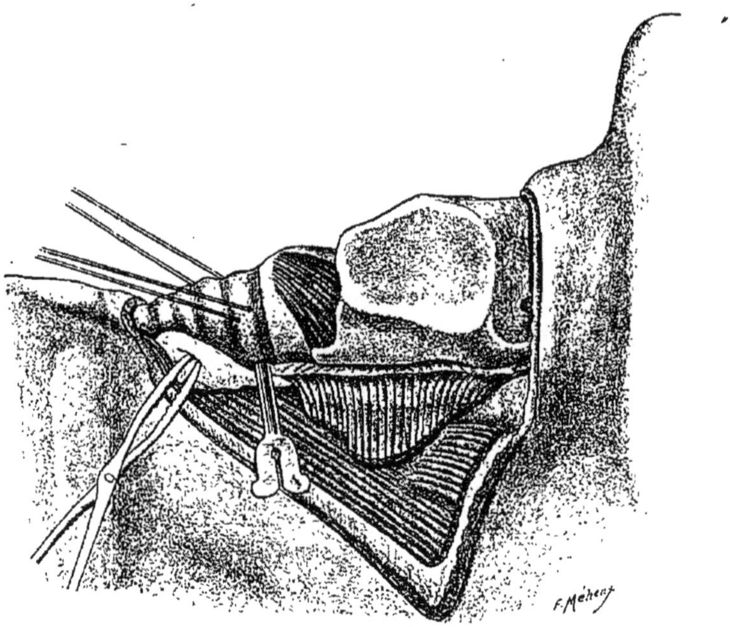

Fig. 61. — Laryngectomie de Ch. Périer avant la section de la trachée.

pharynx, de sorte que le larynx ne lui adhère plus que par des liens conjonctifs.

Si l'on rencontre l'isthme du corps thyroïde, on le coupe entre deux pinces.

Pour diviser la trachée, on passe à droite et à gauche, dans ses premiers anneaux, deux gros fils de soie qui ne traversent pas, autant que possible la muqueuse. Ils sont très fortement tirés en avant, pendant que le chirurgien introduit une sonde cannelée entre la trachée et l'œsophage, puis d'un seul coup de bistouri sectionne la trachée sur cette sonde cannelée. Une canule spéciale, en forme de crosse, construite par Collin, est alors enfoncée jusqu'à ce qu'elle oblitère complètement l'orifice trachéal, auquel elle

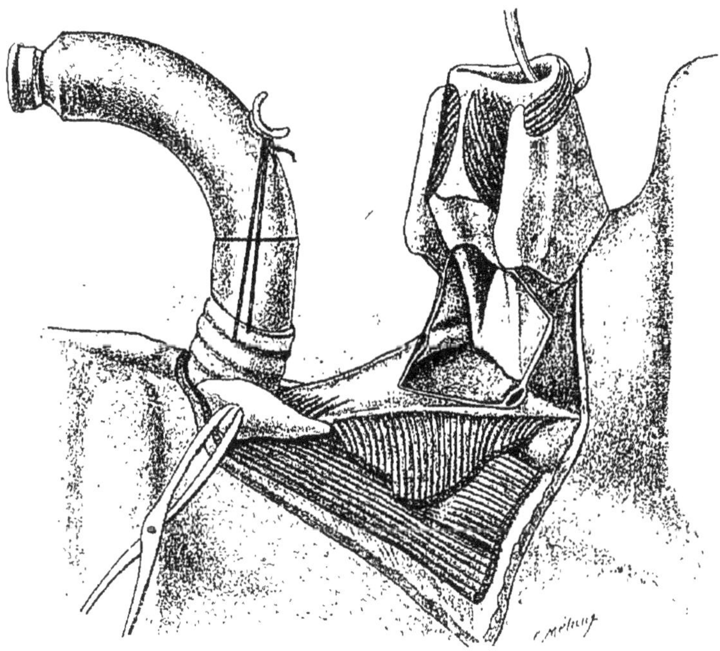

FIG. 62. — Laryngectomie de Ch. Périer après la section de la trachée.

est fixée à l'aide de fils de soie. C'est désormais par la canule que va se faire l'anesthésie.

Le chirurgien, n'ayant pas à craindre l'entrée du sang dans les voies aériennes, saisit le larynx avec un ténaculum (fig. 62), l'attire en avant et dissèque sa face postérieure de bas en haut. Quand cette dissection est terminée, il divise la membrane thyro-hyoïdienne, les cornes du cartilage thyroïde et l'épiglotte, qui est laissée en place, à moins qu'elle ne soit envahie par le cancer.

L'hémostase étant minutieusement assurée, les deux lèvres de l'incision longitudinale sont réunies l'une à l'autre; l'orifice du larynx est suturé à la partie médiane de l'incision transversale supérieure dont les parties latérales sont adossées à elles-mêmes. Si l'on veut que la déglutition se rétablisse promptement, il faut diminuer, autant que possible, l'ouverture du pharynx. Les fils qui réunissaient la canule à la trachée sont dénoués et cette dernière est fixée par une série de points circulaires à l'incision transversale inférieure.

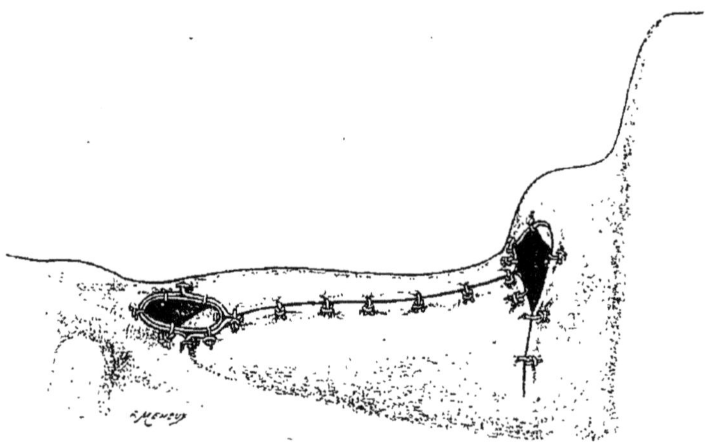

FIG. 63. — Laryngectomie de Ch. Périer terminé

Il reste deux orifices (fig. 63), l'un béant et annulaire, celui de la trachée; l'autre, celui de l'œsophage, dans lequel on introduit la sonde destinée à nourrir le malade.

L'opération de Ch. Périer a été faite 4 fois par l'auteur, 2 fois par Picqué, 1 fois par F. Terrier. Elle est plus facile que la laryngectomie ordinaire, plus rapide et expose moins à l'entrée du sang dans les voies aériennes.

L'idée de Ch. Périer n'est du reste pas absolument nouvelle; car, dans sa thèse, Perruchet a pu relater 13 cas antérieurs de laryngectomie sans trachéotomie préalable.

III. — Prothèse laryngée. Larynx artificiels.

L'idée de remplacer le larynx par un appareil destiné à émettre des sons appartient à Czerny; mais c'est Güssenbauer[1], assistant de Billroth, qui a construit le premier larynx artificiel. Son appareil se composait d'une canule trachéale, d'une canule laryngienne munie d'un petit couvercle destiné à remplacer l'épiglotte, enfin d'une pièce vocale consistant en une languette métallique avec soupape s'ouvrant dans l'inspiration, se fermant dans l'expiration et susceptible de vibrer.

Foulis[2] fit un appareil composé d'une pièce laryngée, à travers l'orifice de laquelle on introduisait une canule trachéale; dans cette dernière on posait la languette métallique destinée à émettre des sons.

V. Bruns[3] a encore perfectionné ces sortes

1. Güssenbauer, *Arch. f. klin. Chir.*, t. XVII, tab. II, fig. 1 et *Prager med. Woch.*, 1883, p. 309.
2. Foulis, cité par Schwartz, p. 222, fig. 2.
3. V. Bruns, *Arch. f. klin. Chir.*, 1881, t. XXVI, p. 780.

d'appareils dont on trouvera l'énumération complète dans la thèse de Schwartz. Nous reproduisons ci-dessous (fig. 64) le larynx artificiel construit par Mathieu pour les opérés de Péan et L. Labbé.

Quelque parfaits qu'ils soient, les larynx arti-

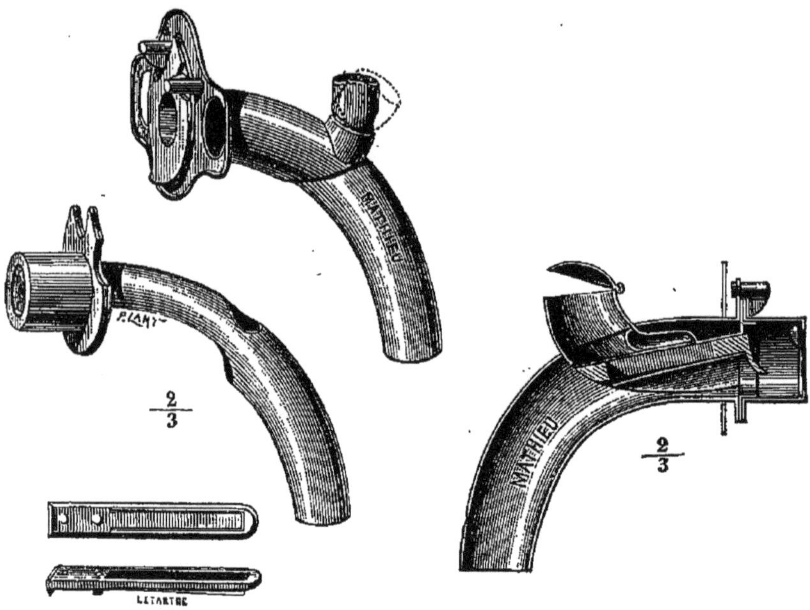

FIG. 64. — Larynx artificiel de Mathieu.

ficiels rendent des services très relatifs; et les malades qui en ont fait usage les ont abandonnés au bout d'un certain temps, pour se contenter de la simple canule. Ils ont du reste un grave inconvénient, suffisant pour les faire rejeter : ils gênent le passage de l'air et la déglutition.

IV. — Indications et résultats de la laryngectomie.

La laryngectomie est une opération qui ne se fait guère que pour les cancers du larynx.

Certains chirurgiens la repoussent complètement et lui préfèrent la trachéotomie palliative; d'autres ne font que l'ablation des cancers intrinsèques, c'est-à-dire limités aux cavités de l'organe et sans retentissement ganglionnaire; d'autres enfin opèrent même les cancers extrinsèques.

Au point de vue des résultats, il est nécessaire d'envisager séparément les extirpations totales et partielles.

Si l'on prend les statistiques déjà anciennes de Schwartz et de Pinçonnat, on voit que, pour la *laryngectomie totale*, la mortalité opératoire est de près de 13 pour 100, et que les causes de mort sont l'hémorrhagie, le collapsus, l'embolie, les accidents pleuro-pulmonaires. De plus, 27 pour 100 environ des malades succombent à des accidents tardifs du côté du poumon, à l'inanition, à la suffocation, ce qui donne une mortalité globale de 40 pour 100.

Pour les *laryngectomies partielles*, la mortalité est un peu moins élevée : 34 pour 100.

Quel que soit le résultat immédiat, la récidive est à peu près fatale. Il faut pourtant reconnaître que souvent les malades laryngectomisés sont mieux, au point de vue de la respiration et des douleurs, que les trachéotomisés.

On peut donc conclure que, quand elle est possible, l'extirpation est le procédé de choix; quand elle est impraticable, il faut s'adresser à la trachéotomie, opération de nécessité.

CHAPITRE V

TRACHÉOTOMIE

I. — Définition. Considérations anatomiques.

La trachéotomie est l'ouverture de la trachée. Employée d'abord pour les corps étrangers des voies aériennes, elle a été pratiquée dans le croup par Bretonneau et Trousseau.

On entend, en général, sous le nom de *trachéotomie*, les quatre opérations suivantes : la laryngotomie intercrico-thyroïdienne, qui nous est déjà connue; la crico-trachéotomie, qui sectionne le cricoïde et les deux premiers anneaux de la trachée; la trachéotomie supérieure, la plus employée, qui se fait sur les trois premiers anneaux; enfin, la trachéotomie inférieure, qui va du quatrième au septième anneau. Cette dernière opération est, avec raison, abandonnée : elle est fort difficile, surtout chez les enfants à cou gras et court, où le chirurgien est obligé de manœuvrer au fond d'un puits et doit de plus compter avec l'étroitesse, la brièveté et la flaccidité de la trachée à ce niveau.

Etendue du larynx à l'origine des bronches, la trachée occupe les régions inférieure du cou et supérieure du thorax. Située sur la ligne médiane à son origine, elle dévie un peu à droite à sa terminaison; elle se dirige obliquement en bas et en arrière du cou au thorax, devenant ainsi de plus en plus profonde et par conséquent plus difficile à atteindre.

Nous envisagerons ici les rapports de la trachée

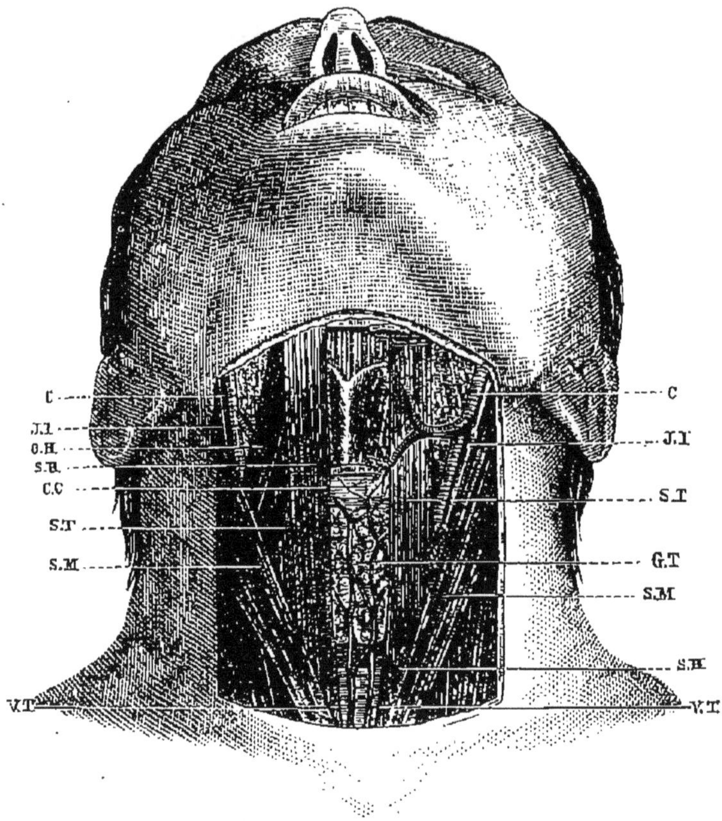

Fig. 65. — Région trachéale.
C, carotide; J.I, jugulaire interne; V.T, veine thyroïdienne inférieure; C.C, cartilage cricoïde; O.H, omo-hyoïdien; S.H, sterno-hyoïdien; S.T, sterno-thyroïdien; S.M, sterno-mastoïdien.

dans sa portion située au-dessus de la fourchette sternale, car c'est la seule qui intéresse le chirurgien. Ces rapports doivent être étudiés en avant, sur les côtés, en arrière (fig. 65).

En avant, pour aborder la trachée, il faut couper d'abord la peau et le tissu sous-cutané souvent très épais et chargé de graisse, même chez les tout jeunes enfants; puis l'aponévrose cervicale superficielle, condensée en une lame épaisse appelée ligne blanche cervicale, et l'aponévrose moyenne. En s'éloignant de la ligne médiane ces aponévroses se dédoublent pour former des gaines aux muscles sous-hyoïdiens. Au-dessous d'elles, en contact direct avec la trachée, sont le corps thyroïde, les vaisseaux.

Le corps thyroïde par son isthme recouvre les deuxième, troisième et quatrième anneaux; par la pyramide de Lalouette souvent le premier. Au-dessus de l'isthme se voient les branches anastomotiques, peu importantes, des artères thyroïdiennes supérieures; c'est donc une bonne région pour la trachéotomie. Au-dessous, indépendamment de l'anastomose des artères thyroïdiennes inférieures, on rencontre des veines nombreuses et volumineuses qui, partant du bord inférieur du corps thyroïde, vont se jeter dans le tronc brachio-céphalique gauche et portent le nom de jugulaires antérieures profondes, plexus veineux sous-hyoïdiens, veines thyroïdiennes inférieures médianes. Elles sont comprises dans un dédoublement de l'aponévrose moyenne et donnent, quand on les sectionne, une hémorrhagie abondante : c'est une raison suffisante pour rejeter la trachéotomie inférieure.

Chez les sujets en état d'asphyxie, le tronc veineux brachio-céphalique gauche dilaté peut déborder la fourchette sternale et se mettre en rapport avec la portion cervicale de la trachée. Rappelons enfin l'artère thyroïdienne moyenne de Neubauer et nous aurons suffisamment montré que c'est en haut, juste au-dessous du cricoïde, qu'il faut ouvrir la trachée; car elle est là plus superficielle qu'en bas et recouverte par des vaisseaux insignifiants.

Les autres rapports de la trachée ont un intérêt moins direct pour l'opérateur. Sur les côtés, elle est côtoyée par les lobes latéraux du corps thyroïde, le récurrent, le paquet vasculo-nerveux du cou, de nombreux ganglions lymphatiques; en arrière, elle repose sur l'œsophage, qui la déborde un peu à gauche : ces deux organes sont unis l'un à l'autre par un tissu cellulaire lâche.

II. — Appareil instrumental.

Pour faire une trachéotomie, il est indispensable d'avoir un bistouri, une canule, un dilatateur. Il est bon d'avoir en outre à sa disposition des pinces hémostatiques, du fil à ligature, des écarteurs, une pince à disséquer, une sonde cannelée, des ciseaux, une pince à fausses membranes, un tube insufflateur, des écouvillons.

Les *canules* sont des tubes cylindriques, d'ordinaire en argent, quelquefois en or ou en platine, destinés à conduire l'air dans la plaie trachéale.

On s'est d'abord servi de canules rectilignes, qui avaient l'inconvénient de pénétrer peu dans la trachée et de se déplacer avec une grande facilité. Aujourd'hui, grâce aux travaux de Maunoir, Bretonneau, Trousseau, Roger, etc., on n'emploie plus que les canules courbes. Trousseau a montré que la courbure appartenant à un cercle de 4 centimètres de rayon est celle qui convient le mieux dans la majorité des cas.

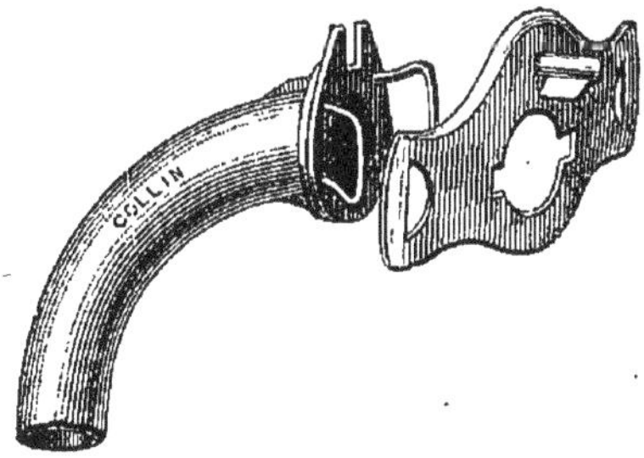

Fig. 66.
Canule ordinaire à trachéotomie.

La canule employée d'ordinaire (fig. 66) est double : une canule externe dont le pavillon est percé de deux trous ou muni de deux oreilles destinées à fixer les rubans qui doivent être noués derrière le cou; une canule interne qui entre facilement dans la précédente, se fixe sur elle à l'aide d'une petite clé et peut être retirée à volonté. Pour faciliter l'introduction, on peut se servir d'un mandrin qui a été employé pour la première fois par Péan.

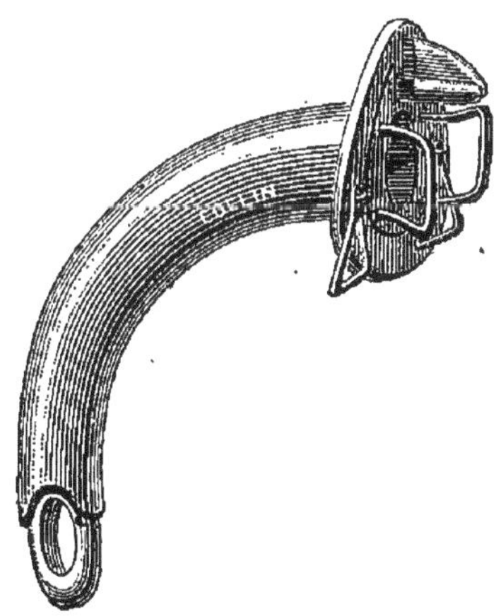

Fig. 67.
Canule de Krishaber complète.

La canule de Krishaber (fig. 67, 68, 69) est basée sur le même principe : elle se compose de

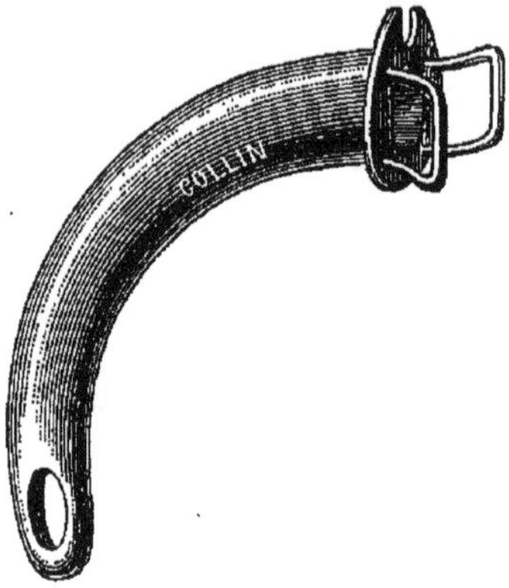

FIG. 68. — Pièce moyenne de la canule de Krishaber.

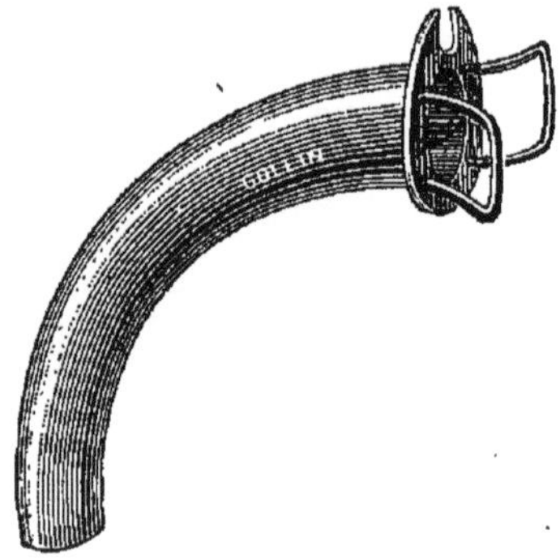

FIG. 69. — Pièce interne de la canule de Krishaber.

trois pièces dont la moyenne sert de conducteur.

Les fabricants d'instruments ont modifié à l'infini la forme des canules et surtout la disposition de leur pavillon ; ce sont là des questions de détail qui n'ont pas grand intérêt. Contentons-nous de mentionner les canules à obturateur (fig. 70, 71), qui permettent à l'opéré de parler.

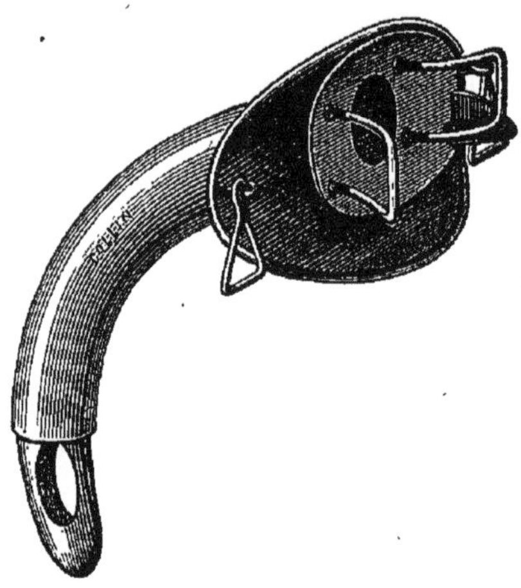

FIG. 70. — Canule à obturateur de F. Terrier avec mandrin de Krishaber.

Quelle que soit sa forme, la canule doit avoir une ouverture antérieure proportionnée à l'âge du sujet, et qui a été fixée par Trousseau, de la manière suivante ;

	mill.
Homme	15
Femme	13
Enfant de 12 à 15 ans	12
— de 8 à 12 ans	10
— de 4 à 8 ans.	8
— de 1 à 4 ans.	6

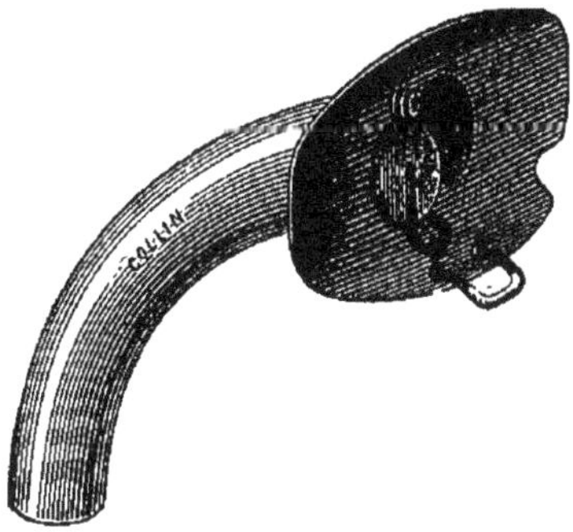

FIG. 71. — Canule de F. Terrier sans mandrin.

L'ouverture postérieure doit être un peu plus petite.

Les *dilatateurs* sont des pinces destinées à agrandir et à maintenir béante, avant l'introduction de la canule, l'ouverture trachéale. Les plus employés sont ceux de Trousseau, à deux branches (fig. 72) et de Laborde, à trois branches (fig. 73).

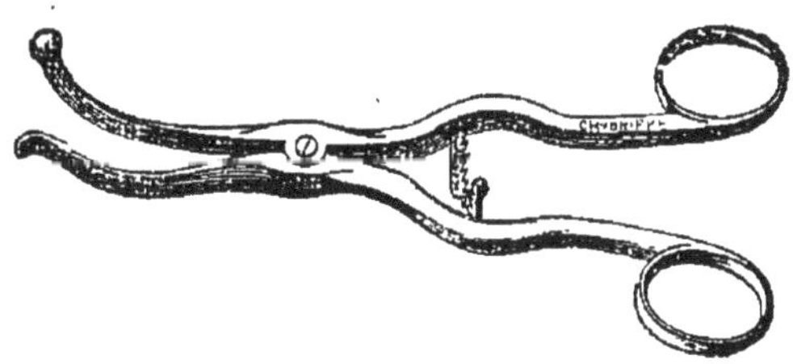

FIG. 72. — P ince dilatatrice de Trousseau.

Nous ne parlerons que pour mémoire des instruments spéciaux appelés *trachéotomes*, dont les plus connus sont ceux de Ulrich, Maisonneuve, B. Anger, Marc Sée, Bourgery, etc. On en trouvera la description et la reproduction dans Malgaigne[1]. Ils sont abandonnés aujourd'hui et n'ont plus qu'un intérêt historique.

1. Malgaigne et L. Le Fort, *Man. de méd. op.*, 9e éd., Paris, 1889, t. II, p. 296, 297.

III. — Manuel opératoire.

1° Généralités.

La première question qui se pose est celle de l'anesthésie : chez l'adulte, on doit toujours y avoir recours et l'agent le meilleur nous semble être le chloroforme. Chez l'enfant atteint de croup, on opère d'ordinaire sans anesthésie;

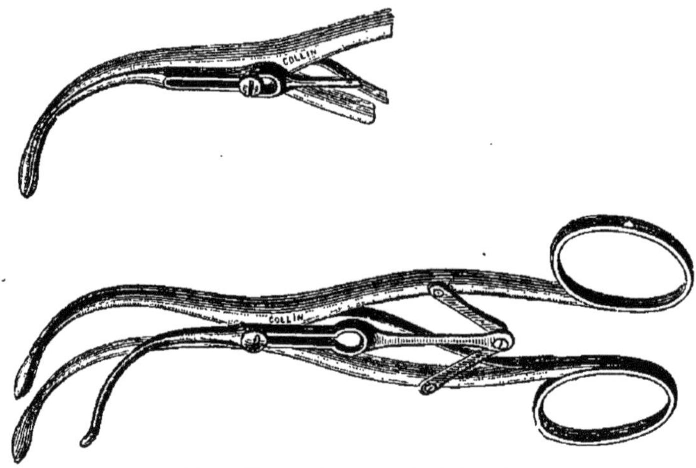

Fig. 73. — Dilatateur de Laborde.

pourtant, si l'on emploie le procédé lent, il peut être avantageux d'endormir son malade[1].

Il faut, quand on a le choix, opérer de préférence sur une table étroite et élevée, recouverte d'un matelas dur et mettre le cou du sujet en hyperextension à l'aide d'un oreiller ou d'une alèze roulée placée sous lui.

1. A. Panné, *De la trachéotomie dans le croup avec chloroforme et procédé lent*. Thèse de Paris, 1888.

Si l'on opère sans anesthésie, trois aides sont indispensables : l'un tient la tête, l'autre les pieds, le troisième, destiné à éponger et à participer directement à l'opération, se place à gauche. Quand le malade est endormi, ce dernier aide reste seul utile.

L'opérateur se met à droite, ayant à sa portée les instruments et plusieurs canules de dimensions variables.

Quel que soit le procédé employé, il est indispensable d'inciser bien exactement sur la *ligne médiane* et de ne pas oublier que naturellement on a tendance à dévier vers la droite, c'est-à-dire vers soi. On fait alors à la trachée une ouverture latérale, qui peut rendre très difficile l'introduction de la canule.

La main gauche a un rôle capital : c'est elle à vrai dire qui fait l'opération quand le sujet n'est pas endormi. Le pouce placé à droite et le médius à gauche fixent le larynx ; de plus, en s'enfonçant derrière lui, ils cherchent en quelque sorte à l'énucléer et à rendre plus superficielle la partie supérieure de la trachée. L'*index gauche*, par son extrémité, jalonne le point de départ de l'incision, c'est-à-dire le bord inférieur du cricoïde ; quand les téguments sont sectionnés, c'est cet index qui explore et découvre la trachée ; enfin c'est lui qui, introduit dans l'ouverture trachéale, l'agrandit et dirige la canule,

Il est bien entendu qu'avant d'opérer la région du cou sera soigneusement désinfectée.

Les procédés de trachéotomie sont nombreux

et varient suivant que l'on agit lentement ou rapidement, que l'on emploie le bistouri ou le fer rouge, que l'on fait porter l'ouverture sur la trachée seule ou sur le cricoïde en même temps.

2° Procédé lent de Trousseau [1].

Il faut inciser couche par couche, écarter les vaisseaux et les muscles avec des érignes mousses et bien dénuder la trachée avant de l'ouvrir. On ne saurait trop recommander d'aller avec une *extrême lenteur;* cette pratique n'a jamais d'inconvénient. Si le patient asphyxie, il ne faut pas craindre de le relever, de l'asseoir et d'attendre un instant avant de continuer.

L'opération comprend trois temps : l'incision des parties molles pré-trachéales, l'ouverture de la trachée, l'introduction de la canule.

Premier temps. — L'extrémité inférieure du cricoïde étant marquée à l'encre et le canal laryngo-trachéal solidement fixé avec la main gauche, on fait, immédiatement au-dessous de l'anneau criçoïdien, une incision médiane de 4 à 5 centimètres de longueur. Elle doit intéresser au plus la peau, le tissu cellulaire sous-cutané et l'aponévrose cervicale superficielle. On aperçoit alors la ligne blanche cervicale entre les muscles hyoïdiens, que l'on fait écarter à droite et à gauche avec des érignes. On éponge soigneusement, pour bien voir les vaisseaux et les éviter si possible. Une grosse veine se montre-

1. Trousseau, *Clinique médicale de l'Hôtel-Dieu*, 6e éd., Paris, 1882, t. I, p. 543.

t-elle dans le champ opératoire, il faut, après libération, la récliner de côté ou au besoin la sectionner entre deux ligatures.

En règle générale, le mieux est de pincer et de lier tous les vaisseaux qui saignent. Quand on a une hémorrhagie en masse, due à la section des veines du corps thyroïde, ou des plexus pré-trachéaux, on doit terminer au plus vite l'opération et se rappeler que la pression de la canule suffit presque toujours à arrêter cette hémorrhagie. L'isthme du corps thyroïde est quelquefois respecté; mais le plus souvent on est obligé de le couper en son milieu.

Deuxième temps. — Lorsque la plaie est exsangue et la trachée bien dénudée, on ponctionne cette dernière avec un bistouri pointu et l'on peut, par prudence, terminer l'ouverture à l'aide d'un bistouri boutonné. La section de trois ou quatre anneaux est suffisante; d'ailleurs, le chirurgien qui a l'habitude de la trachéotomie explore la plaie trachéale avec l'index gauche et, si elle lui semble trop petite, il l'agrandit avant de tenter l'introduction de la canule.

Le plus souvent ce temps opératoire se fait sans y voir : c'est sur l'ongle de l'index gauche, qui marque le bord du cricoïde et sent la trachée, que l'on dirige le dos du bistouri qui va ponctionner. Rappelons que l'incision doit être bien médiane, ne pas dévier sur la droite; et, qu'à moins d'indications spéciales (tumeurs du larynx, du corps thyroïde, etc.), c'est à la trachéotomie supérieure que l'on a recours.

Dès que la trachée est ouverte, un sifflement

spécial se produit et des bulles d'air mêlées de sang spumeux apparaissent dans la plaie.

Troisième temps. — Il doit être exécuté le plus rapidement possible, contrairement aux deux autres. L'index gauche déprime la lèvre droite de la plaie et c'est sur lui que l'on insinue le dilatateur : on l'entr'ouvre et on asseoit le malade. Alors, entre les branches du dilatateur, on introduit la canule. On peut aussi, et c'est la pratique de beaucoup la plus employée, mettre directement la canule sans avoir recours au dilatateur. Si l'on éprouve des difficultés, on prend une canule plus petite; si l'on échoue encore et si le malade asphyxie, le dilatateur devient indispensable.

3° Procédé rapide d'Archambault[1].

Il était employé à l'hôpital des Enfants-Malades en même temps que Trousseau préconisait la lenteur. C'est encore une trachéotomie supérieure sous-cricoïdienne.

On divise rapidement la peau, le tissu cellulaire, la ligne blanche cervicale; après trois ou quatre coups de bistouri, on tombe sur la trachée que l'on ouvre immédiatement. L'opérateur ne doit pas chercher à y voir, mais se guider par le toucher et manœuvrer au bout de son index gauche. Il arrive ainsi à opérer vite, même au milieu du sang et avec un éclairage défectueux.

L'hémorrhagie s'arrête d'ordinaire dès que la

1. Archambault, *De la trachéotomie à la période ultime du croup* (*Bull. de la Soc. méd. des hôp.*, 1867, p. 200).

canule est en place ; pourtant, quand de gros vaisseaux ont été sectionnés, elle peut persister et devenir menaçante.

L'opération d'Archambault donne certainement moins de sécurité que celle de Trousseau.

4° Procédé rapide de Bourdillat[1].

C'est une trachéotomie supérieure rapide, en deux temps.

Le larynx étant bien maintenu avec le pouce et le médius de la main gauche, on fait avec la pointe du bistouri engagée à un demi-centimètre de profondeur une incision sous-cricoïdienne de trois centimètres de long, qui divise tous les tissus situés en avant de la trachée. L'index gauche explore la face antérieure de cette dernière, accroche le cricoïde, et c'est sous son ongle que l'on fait l'ouverture. Le sifflement caractéristique indique que l'on est bien dans les voies aériennes.

Il ne reste plus qu'à introduire la canule avec ou sans dilateur. L'embout de Krishaber facilite cette manœuvre.

Malgré la limitation du bistouri, on peut d'emblée pénétrer dans la trachée et l'opération se trouve faite en un temps.

5° Procédé de Chassaignac[2].

Chassaignac a été le précurseur de de Saint-

1. Bourdillat, *Stat. pour serv. à l'hist. de la trachéol.*, (*Bull. de la Soc. méd. des hôp.*, 1867, p. 217).
2. Chassaignac, *Leçons sur la trachéotomie*, Paris, 1859.

Germain, car son procédé s'exécute lui aussi en un temps. Son but a été de fixer la trachée avant l'opération : ce qui permettait d'aller vite et sûrement. Le chirurgien doit avoir à sa disposition un ténaculum spécial, à grande courbure avec rainure sur sa face convexe.

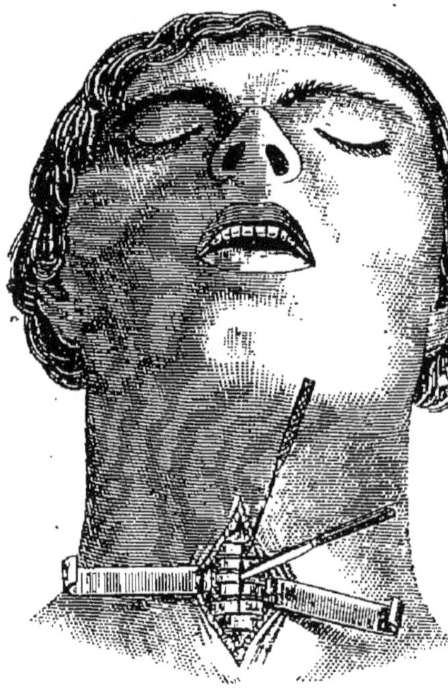

FIG. 74. — Trachéotomie avec le ténaculum de Chassaignac.

Le cricoïde étant reconnu et fixé avec l'index gauche, on pénètre dans la trachée à l'aide du ténaculum dont on ramène le manche en haut sous le menton, par un mouvement en arc de cercle.

Alors la main gauche (fig. 74) (par l'intermédiaire du ténaculum) attire le larynx en haut et en avant; le bistouri tenu de la main droite suit la rainure du ténaculum et d'un seul coup pénètre dans la trachée. Il ne reste plus qu'à fendre cette dernière vers le bas dans une étendue suffisante et à introduire la canule.

Chez les sujets maigres, l'opération est relativement facile ; mais chez les sujets gras on peut s'égarer, ouvrir la paroi postérieure de la trachée et perforer l'œsophage.

6° Trachéotomie en un seul temps[1].

Elle a été faite pour la première fois par A. Bérard qui, après avoir fixé la trachée, enfonçait sous le cricoïde le bistouri jusqu'au sifflement de l'air. Il incisait ainsi trois ou quatre anneaux et introduisait sa canule. Il renonça plus tard à son procédé.

C'est de Saint-Germain qui a vulgarisé la trachéotomie rapide ; mais il eut recours à une opération spéciale, fendant en même temps que la trachée le cricoïde, il fit une *crico-trachéotomie*. Là encore il avait été précédé par Boyer qui opérait lentement, incisait d'abord les deux premiers anneaux de la trachée, puis sectionnait de bas en haut le cricoïde.

Pour pratiquer l'opération, dite de de Saint-Germain, il faut un bistouri droit à trachéotomie, un bistouri boutonné, un dilatateur, des canules petites et moyennes. Les préparatifs n'ont rien de spécial : il est important que la tête soit soli-

1. De Saint-Germain, *Leç. sur la trachéotomie*. (*Gaz. des hôp.*, Paris, 1875, p. 225, 266, 313, 321, 364, 395, 450).

dement maintenue, le cou en extension et qu'il y ait beaucoup de jour.

On commence par explorer la partie antérieure et médiane du cou, rechercher les points de repère et marquer, au besoin avec un crayon, la limite inférieure du cartilage thyroïde. On saisit vigoureusement le larynx avec le pouce, l'index et le médius de la main gauche et on en pratique l'énucléation; à ce moment, on aperçoit au niveau de la membrane crico-thyroïdienne un sillon transversal, c'est là que va s'engager le bistouri. On le tient comme une plume à écrire, le médius appuyé sur son dos et on limite, à partir de sa pointe, une longueur d'environ un centimètre et quart.

On ponctionne perpendiculairement la membrane crico-thyroïdienne; et, quand elle est traversée, on a la sensation nette d'une résistance vaincue. Il ne faut pas agir par pression, à cause de l'inégale résistance des téguments et des voies aériennes, mais aller en sciant et couper plus de peau que de trachée: pour cela, il n'y a qu'à terminer en tenant obliquement le bistouri, la pointe dirigée en haut. Quand on retire l'instrument, une pluie de sang se produit et l'on entend le sifflement de l'air, qui peut manquer si les voies aériennes sont obstruées par des fausses membranes : dans ce cas, on a recours de suite au dilatateur.

L. Dubar [1] recommande pour la crico-trachéo-

1. L. Dubar, *Dict. de méd. et chir. prat.*, t. XXXVI, p. 55, Paris, 1884.

tomie un bistouri gradué et muni sur sa face dorsale d'une cannelure destinée à permettre au sifflement de se produire dès que la trachée est traversée.

Une fois l'incision faite, de Saint-Germain a recours au dilatateur à deux branches entre lesquelles il met la canule. On doit aller vite, car si le dilatateur permet de respirer, il ne fait pas l'hémostase.

7° Trachéotomie au cautère actuel.

L'idée première de la trachéotomie avec les instruments incandescents appartient à Amussat et à A. Verneuil. De Saint-Germain[1] le premier, et après lui de Ranse et A. Muron, firent la trachéotomie avec le cautère actuel, chez les animaux (chien), puis chez l'homme. Le but du procédé était de supprimer l'hémorrhagie.

On s'est d'abord servi de couteaux de table arrondis, puis des cautères de Collin chauffés à blanc. Les tissus pré-trachéaux sont seuls sectionnés; quant à la trachée, elle est ouverte au bistouri et l'introduction de la canule ne présente rien de spécial.

Le seul avantage de la trachéotomie par le cautère actuel serait d'éviter l'écoulement sanguin!

Cette opération a été bien vite abandonnée, malgré une nouvelle tentative de de Saint-Germain qui conseilla cette fois de pratiquer la trachéotomie en un temps, avec un bistouri rougi au feu!

1. De Saint-Germain, *Bull. et Mém. de la Soc. de chir.*, Paris, 1873, p. 366 et 1874, p. 114.

8° Trachéotomie au galvanocautère.

C'est le 13 avril 1870, qu'Amussat fit la première trachéotomie au galvanocautère assisté de Augonard et Jaubert : ce dernier signala le fait à l'Académie de médecine[1]. Il s'agissait d'un enfant de treize ans ayant un caillou dans la trachée. Le chirurgien traversa les téguments avec une aiguille courbe, qui lui servit à passer une anse métallique comprenant 2 centimètres de l'arbre aérien. Les tissus étant sectionnés à l'anse galvanique sans aucun écoulement sanguin, la trachée fut ouverte et l'enfant expulsa son caillou dans un accès de toux.

En 1872, A. Verneuil fit la trachéotomie au galvanocautère ; puis, parurent les travaux de Héral[2], de Bourdon, de Bruns[3] qui vint réclamer, pour son père, la priorité de l'opération.

Voici comment, d'après Bourdon[4], se pratique cette opération qui comprend trois temps :

1° *Incision de la peau et des parties molles.* — Elle se fait, à partir du bord inférieur du cricoïde, avec le galvanocautère dont l'axe est incliné à 45 degrés. Chez l'enfant, on arrive vite à la trachée; aussi, pour ne pas aller trop loin d'emblée, faut-il agir avec légèreté. Chez l'adulte, on a une couche assez épaisse à diviser entre les muscles sous-hyoïdiens, qui s'écartent d'eux-

1. Jaubert, *Bull. et Mém. de l'Acad. de méd. de Paris*, 1872, p. 299.
2. Héral, Thèse de Paris, 1874.
3. Bruns, *Die Laryngoscopie*, Tübingue, 1873.
4. Bourdon, *Arch. gén. de méd.*, Paris, 1873, t. XXI, p. 53.

mêmes; on ne s'arrête que quand on voit apparaître avec netteté les anneaux de la trachée.

2° *Ouverture de la trachée.* — Elle s'exécute à ciel ouvert, en suivant de l'œil le travail de l'instrument. Cette ouverture sera d'emblée petite, quitte à l'agrandir secondairement. S'il y a ossification des anneaux, le bistouri devient nécessaire. Le sifflement caractéristique indique seul que l'on est bien dans les voies aériennes.

3° *Introduction de la canule.* — Elle est très simple, puisque l'on a une plaie sèche, et une ouverture bien visible.

La durée totale de l'opération est de trois à quatre minutes chez l'adulte, un peu moins chez l'enfant. Il n'y aurait ni douleurs, ni perte de sang; or, malgré ces avantages, le procédé n'a pas fait fortune.

9° Trachéotomie au thermocautère.

Elle a été faite, pour la première fois, par G. Poinsot (de Bordeaux[1]), qui procède de la manière suivante : la peau étant tendue entre le pouce et l'index de la main gauche, il incise, avec le couteau porté au rouge sombre, les téguments et le tissu cellulaire sous-cutané. Puis, par de petits coups de pointe, entre les lèvres qui s'écartent d'elles-mêmes et en épongeant la graisse en fusion, il arrive jusqu'à la trachée qui doit être dénudée avec soin. Une fois cette dénudation faite, il l'ouvre au bistouri et introduit la canule.

1. Poinsot, *Bull. et Mém. de la Soc. de chir.*, Paris, 1877, p. 359.

L'emploi du thermocautère pour pénétrer dans la trachée a des inconvénients : on risque d'aller trop loin et de léser la paroi postérieure. De plus, la perte de substance est plus étendue qu'avec le bistouri et peut être suivie de nécrose des cartilages.

A.-J. Charoix [1], a fait la thermo-trachéotomie, en un temps, à la manière de de Saint-Germain.

On a reproché à la trachéotomie au thermocautère d'être plus longue qu'avec le bistouri, plus douloureuse, de produire souvent des eschares énormes et d'amener des rétrécissements de la trachée. Son avantage principal est d'empêcher l'hémorrhagie ; certains chirurgiens (F. Terrier) ont eu recours à un procédé mixte, commençant au thermocautère, pour finir au bistouri.

En fait, le thermocautère était et est encore un perfectionnement sur le galvanocautère ; il est plus simple, plus facile à manier et peut-être plus hémostatique. Néanmoins, il faut avouer qu'aujourd'hui on a presque exclusivement recours au bistouri.

IV. — Fautes opératoires.

1° Incisions vicieuses.

Quand le bistouri coupe mal, l'incision de la peau est difficile à bien limiter : elle peut être ou trop grande ou trop petite. Les parties molles

1. Charoix, *Étude sur la trachéotomie*. Thèse de Paris, 1878.

sont plus faciles à sectionner ; mais c'est surtout l'ouverture de la trachée que l'opérateur fait mal. Lorsqu'elle est trop grande, on a souvent des hémorrhagies, la contention de la canule est mauvaise, le malade exposé à l'emphysème et aux polypes trachéaux. Les incisions trop petites sont fréquentes : elles font perdre du temps et l'on doit les agrandir pour introduire la canule.

Les incisions latérales, surtout déviées en bas et à droite, se voient souvent et sont une cause de difficulté pour placer la canule. Il est inutile d'insister sur ce qu'ont de mauvais les incisions multiples, ou celles qui, trop profondes, intéressent à la fois la trachée et l'œsophage.

2° Introduction de la canule.

Quand l'opération est défectueuse, ou quand le chirurgien n'a pas une grande habitude de la trachéotomie, il peut introduire la canule dans le tissu cellulaire situé en avant de la trachée, plus rarement en arrière. Cette faute se reconnaît à l'absence de bruit canulaire et à la continuation de la dyspnée. Si on avait un doute sur la situation de la canule, il serait levé par son exploration avec une plume, ou mieux avec une bougie stérilisée. Un autre inconvénient est le refoulement de la muqueuse trachéale ou des fausses membranes dans la trachée, d'où obstacle à la circulation de l'air.

Une fois en place, la canule peut sortir soit à cause de sa brièveté, soit parce que la plaie trachéale est trop étendue, que les cordons ne sont pas assez serrés, ou que l'on a relevé trop brusquement l'opéré. Dans ce cas, il n'y a qu'à remettre la même canule, ou une autre de dimensions plus grandes.

V. — Accidents immédiats et soins consécutifs.

Les *accidents immédiats* sont les hémorrhagies, l'emphysème, l'asphyxie, la syncope.

Les *hémorrhagies* peuvent se produire pendant l'opération ou après l'introduction de la canule. Les premières sont artérielles (thyroïdienne moyenne, crico-thyroïdienne) et surtout veineuses ; le meilleur moyen de les arrêter est de placer la canule. Quand, malgré cela, le sang continue à couler soit à la surface, soit à l'intérieur de la canule, il peut être indiqué de comprimer avec une rondelle d'amadou, de cautériser au thermocautère et au besoin de pincer et de lier les vaisseaux qui saignent.

L'*emphysème* est rare ; dans le croup, on l'a observé 22 fois sur 766 cas (Sanné). Il tient souvent à une incision trop courte des téguments, alors que celle de la trachée est trop grande, ou à un défaut de parallélisme entre les deux. Quand il se produit dès le premier coup de bistouri, il faut terminer au plus vite l'opération.

L'*asphyxie*, due à l'apnée, sera traitée par la respiration artificielle, qu'on ne craindra pas de continuer pendant une demi-heure.

Contre la *syncope*, qui parfois arrive au cours de l'opération, on est le plus souvent désarmé.

Les *soins immédiats* consistent (quand l'opération a été faite sans anesthésie) à faire prendre en petite quantité une boisson alcoolique chaude, puis à entourer l'orifice de la canule de gaze stérilisée pour arrêter les poussières de l'air.

L'opéré doit être placé dans une chambre maintenue à 16 ou 18 degrés centigrades, dans laquelle on pulvérisera avec avantage de l'eau avec des substances antiseptiques.

L'*alimentation* sera surveillée avec le plus grand soin; elle consistera principalement en potages et en boissons alcooliques.

Les *pansements* seront faits par une personne expérimentée. De temps en temps on retirera la canule interne et on la nettoiera avec un écouvillon, de l'eau stérilisée ou une solution antiseptique faible. Au bout de vingt-quatre heures, on changera cette canule, en ayant à sa disposition un dilatateur. Ultérieurement, il sera avantageux de la remplacer chaque jour.

Quant à l'ablation définitive de la canule, elle est difficile à fixer, variant suivant les individus et la nature de la maladie; de plus, pour les obstructions définitives des voies aériennes, la trachéotomie est permanente et la canule reste à demeure.

Dans le croup, il y a intérêt à l'enlever le plus tôt possible; le malade sera surveillé avec grand soin et la canule remise si l'asphyxie se produit.

Notre canule à obturateur (F. Terrier) peut se substituer un certain temps à la canule ordinaire avec avantage, car elle permet au malade de respirer par les voies naturelles.

La cicatrisation se fait rapidement, et peut d'ailleurs être activée par quelques cautérisations au nitrate d'argent.

VI. — Complications ultérieures.

Du côté de la *plaie*, on a observé, surtout autrefois, l'inflammation, l'ulcération, l'érysipèle, la diphtérie, la gangrène, les hémorrhagies secondaires. Un traitement local antiseptique bien dirigé permet presque toujours d'éviter ces accidents.

La *broncho-pneumonie*, due soit à une infection générale, soit à une propagation de la diphtérie, sera traitée par les moyens médicaux et le sérum antidiphtérique.

Le *rétrécissement* de la trachée est dû aux ulcérations, au sphacèle de la plaie, à la nécrose des cerceaux cartilagineux et surtout au plissement de la trachée avec rapprochement de l'extrémité des anneaux.

Les *bourgeons charnus* et les *productions polypiformes* naissent sur place de la plaie trachéo-cutanée et saillent dans la trachée[1]. Ils se voient de préférence dans les ouvertures trop grandes ou situées latéralement. Ils déterminent des

1. E. Petel, *Des Polypes de la trachée survenant après la trachéotomie*. Thèse de Paris, 1879.

accès de suffocation et sont d'un diagnostic difficile quand la plaie extérieure est fermée. On doit, dans ces cas, ouvrir de nouveau la trachée, enlever par raclage les bourgeons et mettre une canule pendant un certain temps.

VII. — Indications de la trachéotomie.

La trachéotomie est une opération d'urgence, qui est indiquée toutes les fois que la respiration se trouve empêchée par un obstacle siégeant au larynx ou dans son voisinage, et que le tubage est impraticable.

Le croup en constituait autrefois la principale indication; aujourd'hui, grâce à la sérothérapie et au tubage du larynx, la trachéotomie devient une opération d'exception réservée aux cas graves.

Indépendamment de la diphtérie, toutes les laryngites aiguës peuvent, quand leur intensité est grande, réclamer la trachéotomie. Il en est de même des laryngites chroniques tuberculeuses et syphilitiques : là il est bon de ne pas trop tarder et d'opérer alors que le sujet n'est pas encore cachectique; souvent on fera une trachéotomie définitive. Les cancers du larynx inopérables seront eux aussi traités par la trachéotomie (page 94).

Les affections traumatiques, les corps étrangers, les paralysies de la glotte, les lésions de l'œsophage, du corps thyroïde, du pharynx, de la base de la langue, etc., peuvent, quand elles s'accompagnent d'asphyxie, réclamer la trachéotomie immédiate

Enfin, il est une variété de trachéotomie très importante pour le chirurgien, c'est celle qui est dite *préliminaire* et qu'il fait avant de pratiquer certaines opérations, dans le but d'éviter l'irruption du sang dans les voies aériennes.

Souvent on se sert dans ces cas d'une canule spéciale dite *canule tampon*. Nous avons étudié, à propos de la laryngectomie, cette trachéotomie préliminaire, avec tous les détails qu'elle comporte (page 83).

DEUXIÈME PARTIE

CHIRURGIE DU CORPS THYROIDE

CHAPITRE PREMIER

THYROIDECTOMIE — EXOTHYROPEXIE

I. — Aperçu historique.

La *thyroïdectomie* ou extirpation du corps thyroïde peut être totale ou partielle.

Tentée, dit Malgaigne[1], par Hedenne, de Græfe et Grooch, elle a été pratiquée pour la première fois avec succès par Desault, en 1792. Dupuytren suivit l'exemple de Desault; mais ses deux opérés moururent d'hémorrhagie. Nélaton, Blandin, Voisin (de Limoges) la firent de 1835 à 1850; néanmoins elle tomba peu à peu en désuétude en France.

Elle fut reprise, il y a une trentaine d'années, d'abord en Angleterre et en Amérique, puis en Allemagne, en Suisse et enfin chez nous. Il faut surtout citer les noms de Billroth, Lücke, Kocher, Jacques et Auguste Reverdin, Krönlein, Riedel,

1. Malgaigne et L. Le Fort, *Manuel de médecine opératoire*, 9e éd., t. II, Paris, F. Alcan, 1889, p. 327.

Wölfler, etc., dont nous aurons à signaler les travaux au cours de notre description.

C'est d'abord la thyroïdectomie totale que l'on a fait; mais elle ne tarda pas à céder la place aux extirpations partielles, quand Kocher et les Reverdin eurent montré que la suppression complète du corps thyroïde entraînait souvent des accidents myxœdémateux.

Aujourd'hui, Krönlein et d'autres chirurgiens pensent que la thyroïdectomie totale ne doit pas être complètement abandonnée.

II. — Considérations anatomiques.

Il est indispensable, pour opérer sur le corps thyroïde, de connaître exactement les rapports de cet organe et ses principaux pédicules vasculaires.

Rétréci dans sa partie moyenne (*isthme*), élargi sur les côtés, le corps thyroïde recouvre la face antérieure de la trachée et les faces latérales du cartilage thyroïde.

La *face antérieure* ou *chirurgicale* du corps thyroïde est recouverte par la peau, le tissu cellulaire sous-cutané comprenant dans son épaisseur le peaucier, puis l'aponévrose cervicale superficielle, qui se dédouble à droite et à gauche pour envelopper les sterno-mastoïdiens.

Entre le peaucier et la peau se trouvent la veine jugulaire antérieure, verticale en haut, inclinée en dehors à sa partie inférieure pour s'engager sous le sterno-mastoïdien et la veine jugulaire oblique de Kocher[1]. Cette dernière, née de la thyroïdienne supérieure ou de la faciale, longe le bord antérieur du sterno-mastoïdien et se jette en bas dans la jugulaire antérieure; une anastomose transversale, que l'on sectionne fatalement dans l'incision médiane, la réunit à celle du côté opposé. Au-dessous de l'aponévrose superficielle on voit, en contact direct avec la glande, l'aponévrose moyenne et les muscles sous-hyoïdiens : c'est ce plan musculo-aponévrotique qui bride les goitres en avant et les force à se développer en arrière, où ils viennent comprimer les voies aériennes.

La *face postérieure* ou *profonde* est en rapport avec les voies aériennes : la trachée sur la ligne médiane, les cartilages cricoïde et thyroïde sur les côtés. A sa partie la plus reculée, cette face entre en contact avec le pharynx et l'œsophage.

Les *bords latéraux* du corps thyroïde sont de véritables faces creusées d'une gouttière, logeant dans sa concavité la carotide primitive, tandis que sa lèvre interne longe le conduit pharyngo-œsophagien et que l'externe s'insinue dans l'angle de réunion de la carotide et de la jugulaire.

Le *bord inférieur* épais, court, rectiligne ou légèrement concave est distant de un centimètre et demi environ de la fourchette sternale.

Le *bord supérieur* mince, demi-circulaire, à concavité dirigée en haut, repose par sa partie moyenne sur la trachée ou le cricoïde, par ses

1. Kocher, *Arch. für klin. Chir.*, Berlin, 1883, t. XXIX, p. 254.

extrémités sur le cartilage thyroïde. De ce bord se détache la pyramide de Lalouette.

Comme le fait justement remarquer A. Broca[1], quand il existe un goitre (et c'est le seul cas dans lequel le chirurgien soit appelé à intervenir), les rapports se modifient profondément. Les organes sont déviés, les plans musculo-aponévrotiques atrophiés et adhérents à la tumeur, surtout si l'on a fait des injections interstitielles.

Les veines atteignent un volume énorme, le paquet vasculo-nerveux du cou est déjeté en dehors, le canal laryngo-trachéal dévié à droite ou à gauche. Ces rapports sont du plus haut intérêt, car c'est dans ces conditions anormales que le chirurgien pratique la thyroïdectomie.

Le corps thyroïde est enveloppé d'une *capsule* qui, en certains points, se condense en ligaments : suivant que la thyroïdectomie est faite en dehors ou en dedans de la capsule, elle est dite *intra* ou *extra-capsulaire*.

Il nous reste à dire deux mots des vaisseaux thyroïdiens, si importants pour l'opérateur.

Les *artères* sont les *thyroïdiennes supérieures* au nombre de deux, une de chaque côté, naissant de la carotide externe au-dessous de la grande corne hyoïdienne. Après avoir donné la laryngée supérieure et la sterno-mastoïdienne, chaque thyroïdienne se divise en trois branches : externe, postérieure et interne ; cette dernière suit le

1. A. Broca, *Dict. encycl. d. sc. méd.*, 3e série, t. XVII, p. 490, Paris, 1887.

bord supérieur de la glande et s'anastomose largement avec celle du côté opposé, d'où la possibilité d'une hémorrhagie abondante lorsque l'on sectionne l'isthme.

Les *thyroïdiennes inférieures*, également au nombre de deux, naissent de l'artère sous-clavière par l'intermédiaire du tronc thyro-scapulo-cervical de Farabeuf. Chacune décrit, peu après son origine, une double courbure et s'insinue entre la carotide primitive et la vertébrale, puis aborde la glande dans laquelle elle se divise en trois branches qui s'anastomosent largement avec celles du côté opposé. Le rapport le plus important de la thyroïdienne inférieure est celui qu'elle affecte avec le récurrent qu'elle embrasse dans sa deuxième courbure : il faut, quand on lie l'artère, avoir bien soin de ne pas prendre en même temps le nerf. Wölfler, Kocher ont insisté sur ce rapport très minutieusement étudié par Bérard[1].

La *thyroïdienne moyenne* aborde la glande par son bord inférieur : elle est peu volumineuse, inconstante et surtout intéressante pour la trachéotomie.

Les *veines thyroïdiennes* nombreuses, volumineuses, sujettes à de grandes variétés, ont été schématisées par Kocher[2] de la manière suivante (fig. 75) :

1° Aux artères supérieures correspond de chaque côté une *veine thyroïdienne supérieure*

1. Bérard, *Thérapeutique chirurgicale du goitre*. Thèse de Lyon, 1897, p. 70.

2. Kocher, *Arch. für klin. Chir.*, Berlin 1883, t. XXIX, p. 254-337.

principale, anastomosée avec celle du côté opposé sur la ligne médiane par la *veine thyroïdienne communicante supérieure*. Unie à la linguale et à la faciale, la thyroïdienne supérieure va constituer le tronc thyro-linguo-facial.

Un peu au-dessous se trouve presque toujours une *veine thyroïdienne supérieure accessoire*,

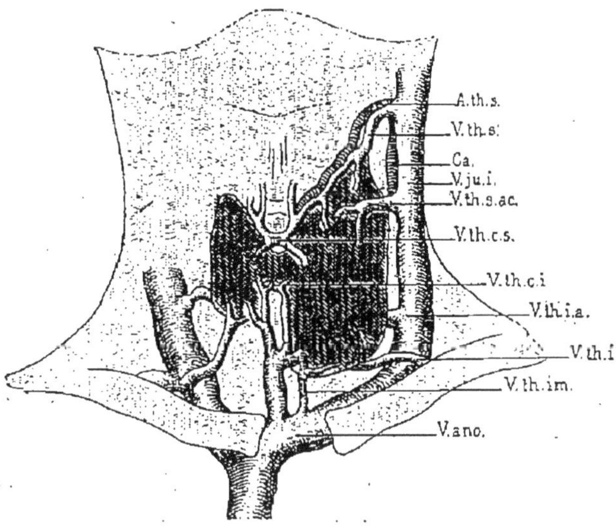

Fig. 75. — Les veines du corps thyroïde d'après Kocher.
V. *th.s*, veine thyroïdienne supérieure principale; V. *th.s.ac*, thyroïdienne supérieure accessoire; V. *th.i.a*, thyroïdienne inférieure accessoire; V. *th.i*, thyroïdiennes inférieures; V. *th.im*, thyroïdiennes inférieures profondes; V. *th.cs*, thyroïdienne communicante supérieure.

horizontale, qui va se jeter dans la jugulaire interne.

2° Aux artères inférieures sont annexées les *veines thyroïdiennes inférieures* en nombre variable, issues de l'extrémité inférieure du lobe latéral et allant se jeter à droite dans l'angle de réunion des deux troncs brachio-céphaliques, à gauche dans le tronc brachio-céphalique correspondant. Les *veines thyroïdiennes inférieures accessoires*, horizontales, parallèles aux supérieures, se jettent elles aussi dans la jugulaire interne. Enfin, les *veines thyroïdiennes imæ* ou *inférieures profondes*, réunies par les *veines thyroïdiennes communicantes inférieures*, descendent au-devant de la trachée et se rendent presque toujours dans le tronc brachio-céphalique gauche.

Cette simple énumération suffit à montrer combien les vaisseaux thyroïdiens sont nombreux, et quelle quantité de ligatures il faudra placer au cours d'une thyroïdectomie.

III. — Thyroïdectomie totale.

1° Manuel opératoire.

A. Soins préliminaires. Trachéotomie. — La première question qui se pose est celle de l'anesthésie. Certains chirurgiens (A. et J. Reverdin, Roux, Jaboulay, etc.) ont conseillé d'insensibiliser simplement la ligne d'incision avec une solution de cocaïne. Il nous semble de beaucoup préférable d'avoir recours, dans tous les cas, à moins de contre-indication formelle, à l'anesthésie générale, et l'agent que nous utilisons est le chloroforme administré à doses aussi faibles que possible.

La position à donner au malade varie avec chaque chirurgien : les uns accordent la préférence à la flexion, d'autres à l'extension forcée du cou, à la manière de E. Rose. Ces positions exagérées ont leurs inconvénients, et le mieux est d'avoir le cou légèrement tendu à l'aide d'une alèze roulée reposant sous lui.

E. Rose[1] avait préconisé la trachéotomie préventive, pour parer aux accidents asphyxiques résultant du ramollissement de la trachée. Mais on a montré depuis que la trachée n'était presque jamais ramollie et que son ouverture préalable augmentait beaucoup la mortalité opératoire, soit en rendant à peu près fatale l'infection de la plaie, soit à cause des inflammations broncho-pulmonaires.

A moins d'indications spéciales telles que des accès de suffocation, la rendant urgente, la trachéotomie préalable doit être abandonnée.

B. Incisions. — Elles sont pour ainsi dire aussi nombreuses que les opérateurs.

Liebrecht[2] en a décrit vingt-trois, et un peu plus tard Chrétien[3] a pu porter ce nombre à trente.

Elles sont simples ou à lambeaux, en I, en L, en T, en H, en V, en U, etc. Le mieux est de commencer par une section linéaire faite sur le point culminant de la tumeur et complétée par une incision cruciale d'étendue suffisante pour que le chirurgien ne soit, à aucun moment, gêné dans ses manœuvres.

On coupe d'abord la peau, le tissu cellulaire sous-cutané dans lequel sont souvent des veines

1. E. Rose, *Arch. f. klin. Chir.*, Berlin, 1878, t. XXII, p. 1.

2. Liebrecht, *Bull. de l'Acad. de méd. de Belgique*, 3e série, t. XVII, n° 3.

3. Chrétien, Thèse de Paris, 1888.

volumineuses qu'il faut lier, le peaucier, puis l'aponévrose cervicale superficielle. Si les sterno-mastoïdiens ou les muscles sous-hyoïdiens gênent, il ne faut pas hésiter à les diviser : on devra d'ailleurs les suturer ensuite.

C. Extirpation du corps thyroïde, ligatures. — Une fois arrivé sur le goitre, le chirurgien peut en faire l'extirpation *intra* ou *extra-capsulaire*.

L'ablation en dedans de la capsule risque moins de blesser les organes voisins ; mais, comme les vaisseaux se sont déjà subdivisés, on peut en avoir un nombre considérable à lier. Le mieux est d'opérer en dehors de la capsule en faisant, à la manière de Kocher, la ligature préventive des principaux territoires vasculaires de la glande. C'est cette thyroïdectomie extra-capsulaire que nous allons décrire ; à propos de la thyroïdectomie partielle, nous verrons en détail (énucléation massive) les opérations qui se pratiquent sous la capsule.

La manœuvre la plus importante de la thyroïdectomie est la libération de la tumeur, pour laquelle on emploie le doigt, la sonde cannelée, une spatule, des ciseaux courbes fermés, mais jamais le bistouri. On commence par rechercher sur la ligne médiane un plan celluleux qui sépare le goitre des organes voisins ; puis, insinuant les doigts dans cet interstice, on libère successivement les lobes latéraux et l'isthme.

Les lobes sont d'abord mis à nu sur leur face antérieure, puis sur l'externe et enfin sur la postérieure, à l'aide des doigts glissés à plat derrière eux. Si l'on a affaire à un goitre récent et peu adhérent, on en pratique facilement l'énucléation en rompant peu de vaisseaux, et par suite presque sans hémorrhagie ; mais il n'en est pas de même des goitres anciens, surtout s'ils ont été traités par les injections iodées. C'est dans ces cas qu'il vaut peut-être mieux opérer incomplètement et laisser un fragment de la tumeur en place, que de réséquer des organes importants et en particulier de la jugulaire interne (Wölfler).

Toutes les fois qu'un vaisseau est rompu au cours de la libération, le chirurgien doit placer sur chacune de ses extrémités une ligature : le pincement est peu pratique, car on encombre très vite le champ opératoire de pinces hémostatiques.

Quand un lobe latéral est extrait, on procède à la ligature de ses pédicules vasculaires. Bérard et A. Poncet conseillent de commencer par les veines qui sont plus superficielles. Pour les artères, le mieux est d'aller d'abord à la thyroïdienne supérieure la plus accessible et de la lier au point où elle aborde la glande : il est préférable de placer isolément un fil sur elle et un autre sur sa veine satellite. Le nerf laryngé supérieur, situé plus bas, est facile à éviter.

La ligature de la thyroïdienne inférieure, à cause de la proximité du récurrent, constitue la manœuvre la plus délicate. Le seul moyen d'éviter le nerf, c'est de le voir ; mais il est souvent masqué par son inclusion dans la capsule, ou par l'hémorrhagie en nappe qui se fait au moment de l'opération. Il faut, dit Kocher, lier l'artère le plus près possible de la carotide primitive, avant que le récurrent ne l'ait croisée. Un fil spécial sera placé sur les veines voisines.

Une fois l'un des lobes énucléé et ses vaisseaux liés, on peut le sectionner à sa jonction avec l'isthme ; il vaut cependant mieux le laisser adhérent, libérer l'autre lobe et terminer en séparant l'isthme de la trachée. Souvent ces deux organes sont intimement fusionnés, et la dissection en est laborieuse, ce qui explique qu'il soit arrivé à certains opérateurs d'ouvrir la trachée et même l'œsophage.

D. Suture. Pansement. — Une fois le corps thyroïde enlevé, il reste à sa place une large plaie, au fond de laquelle sont les canaux laryngo-trachéal, pharyngo-œsophagien et les gros vaisseaux du cou. Il est dangereux de la toucher avec les antiseptiques, et notamment, avec l'acide phénique, qui peut irriter les pneumogastriques et occasionner de graves désordres. Là, comme pour la chirurgie abdominale, le chirurgien devra être uniquement aseptique.

Si l'hémostase est parfaite et si les lèvres de la cavité peuvent se rapprocher, on fera aux crins de Florence la réunion immédiate sans drainage ; sinon, on mettra dans la partie déclive un drain, qui sera autant que possible enlevé au bout de quarante-huit heures.

Le pansement, peu serré vu la région, embrassera la tête et passera sous les aisselles. A moins d'une infection, imputable à l'opérateur, la guérison doit s'effectuer en huit jours.

2° Accidents et complications.

A. **Accidents opératoires.** — L'hémorrhagie est exceptionnelle et presque toujours imputable à l'opérateur, qui n'a pas fait une hémostase suffisante.

L'entrée de l'air dans les veines a été observée quelquefois.

Des accès de suffocation peuvent survenir pendant ou après l'opération et réclamer la trachéotomie. Rarement l'œsophage est lésé.

Les nerfs sont plus souvent atteints : c'est ainsi qu'on a coupé le sympathique, le pneumogastrique, l'anse de l'hypoglosse. C'est surtout le récurrent qui est lésé, soit par section, soit par ligature ou pincement : il en résulte des troubles de la respiration et de la phonation, tantôt passagers, tantôt permanents. Le simple lavage de la plaie avec une solution phéniquée forte est susceptible d'amener des troubles nerveux (J. Reverdin).

Enfin ici, comme dans toute autre région, l'infection due à une faute opératoire est possible : elle peut se propager au médiastin ou gagner le poumon s'il y a trachéotomie.

Malgré ces complications, les résultats immédiats sont très bons ; et aujourd'hui, faite par un chirurgien expérimenté, la thyroïdectomie est une opération qui ne donne guère plus de 2 pour 100 de mortalité; malheureusement elle est suivie de troubles variés dus à la suppression de la fonction thyroïdienne.

B. **Accidents éloignés.** — Jacques Reverdin[1] fut le premier à signaler des accidents graves consécutifs à l'ablation de la glande thyroïde, et il leur donna le nom de *myxœdème opératoire*. A peu près à la même époque, Kocher[2] observa des cas semblables qu'il appela *cachexie strumiprive*. Depuis, Baumgärtner[3] et d'autres chirurgiens ont insisté sur ces faits aujourd'hui bien connus, et dont on trouvera la description détaillée dans l'article de A. Broca[4].

Le myxœdème débute peu de temps après l'opération et se caractérise par des troubles physiques et intellectuels.

Le malade perd ses forces, devient pâle, bouffi, le pouls est imperceptible, le cœur bat à peine. L'intelligence se perd peu à peu, et le malheureux opéré prend un air hébété pour arriver au crétinisme complet.

La marche des accidents est d'ordinaire progressive et finit par entraîner la mort.

On a longuement discuté sur la pathogénie de ce myxœdème, qui est certainement dû à la suppression de la fonction thyroïdienne.

Le myxœdème n'est pas constant, et se montre avec une fréquence fort variable suivant les opérateurs. Si on laisse en place une partie de la

1. J. et A. Reverdin, *Rev. méd. de la Suisse romande*, 1883, t. III, p. 169, 233, 309.
2. Kocher, *Verhandl. der deutsche Gesellschaft. f. Chir.*, Berlin, 1883, t. XXIX, p. 254.
3. Baumgärtner, *Arch. f. klin. Chir.*, Berlin, 1885, t. XXXI, p. 119.
4. A. Broca, *Dict. encycl. des sc. méd.*, 3e série, t. XVII, p. 502, Paris, 1887.

glande, si on fait une thyroïdectomie partielle, le myxœdème ne se montre jamais.

En présence de tels accidents, la plupart des chirurgiens ont admis que la thyroïdectomie totale n'était pas une opération physiologiquement permise, et qu'il fallait se contenter des ablations partielles.

La condamnation de la thyroïdectomie totale, faite par J. et A. Reverdin, et par Kocher, est peut-être excessive. Billroth et Bardeleben avaient déjà apporté un certain nombre de cas sans myxœdème. Krœnlein[1] et Riedel[2] ont, dans ces dernières années, enlevé la glande thyroïde en entier sans le moindre accident. C'est donc là un point de thérapeutique qu'il ne faut peut-être pas encore trancher d'une façon aussi absolue.

IV. — Thyroidectomie partielle.

1° Thyroïdectomie partielle extra-capsulaire.

Les détails dans lesquels nous sommes entrés à propos de la thyroïdectomie totale extra-capsulaire nous permettront d'être bref.

Nous allons supposer, comme c'est le cas le plus fréquent, qu'il s'agit d'enlever l'*un des lobes latéraux* hypertrophié par le goitre. L'incision linéaire sur la partie la plus saillante de la

1. Krœnlein, *Beit. zur klin. Chir.*, 1892, t. IX, p. 3.
2. Riedel, cité par Wette, *Arch. f. klin. chir.*, 1892, t. XLIV p. 3.

tumeur, avec débridement crucial s'il y a lieu, est la meilleure. Une fois le goitre mis à nu, on l'isole successivement sur ses faces antérieure, latérale et postérieure : il devient alors facile de l'attirer au dehors, comme on luxerait un fibrome utérin hors de la cavité abdominale (L. Bérard).

A cause des nombreuses anastomoses qui se font d'un côté à l'autre, les veines ne seront sectionnées qu'entre double ligature; de plus, au-dessus et au-dessous de l'isthme, on placera un fil sur les communicantes supérieure et inférieure. Pour les artères, il sera de même prudent de jeter deux fils l'un sur leur bout central, l'autre sur leur bout périphérique.

Arrivé sur l'isthme, le chirurgien lie l'artère communicante supérieure, toujours assez volumineuse, détache le lobe latéral des faces antérieure et latérale de la trachée, puis le sectionne soit au bistouri, soit mieux au thermocautère s'il craint une hémorrhagie. Les sutures et le pansement ne présentent absolument rien de spécial.

Mikulicz[1], pour éviter de blesser le récurrent, a eu recours à un procédé consistant à laisser en place la corne inférieure du lobe latéral. Il commence par lier les vaisseaux supérieurs et couper l'isthme entre deux ligatures, puis il libère sa tumeur de haut en bas. Arrivé au point où la thyroïdienne inférieure aborde la glande, il place une ligature en chaîne et pra-

1. Mikulicz, *Centr. f. Chir.*, 1885, t. XII, p. 889.

tique sa section au-dessus d'elle. Il reste un moignon de la grosseur d'un marron qui protège le récurrent au point où il croise l'artère. Wölfler, Billroth, Krönlein ont adopté ce procédé.

L'ablation isolée d'un goitre du *lobe médian* est plus simple que celle du lobe latéral. Après découverte de la tumeur, on fait la ligature des vaisseaux communicants supérieur et inférieur, la dissection du goitre et on termine en sectionnant les pédicules qui le relient aux lobes latéraux.

S'il s'agit d'un goitre plongeant, on doit essayer de le luxer et si l'on échoue, ne pas hésiter à faire, avec Jaboulay[1] la résection de la poignée du sternum.

L'ablation simultanée du lobe médian et d'un lobe latéral consiste dans la combinaison des deux procédés que nous venons de décrire, en commençant de préférence par le lobe latéral.

Les accidents de la thyroïdectomie partielle, longuement décrits par L. Bérard[2], sont les mêmes que pour les ablations totales : hémorrhagies, lésions des nerfs du cou, du larynx, de la trachée, du pharynx, de l'œsophage, infection de la plaie, etc.

Si l'on met à part le cas de mort subite avant l'opération (L. Bérard) par syncope ou asphyxie, il reste encore une mortalité opératoire de 2 à 5 p. 100, suivant les chirurgiens.

Elle reconnaît pour causes : l'hémorrhagie, l'entrée de l'air dans les veines, les lésions des

1. Jaboulay. *Lyon médical*, 1896, t. LXXII, p. 392.
2. L. Bérard, *Loco citato*, p. 197 à 264.

récurrents et de la trachée, l'infection des parties molles et des voies respiratoires.

2° Énucléation massive.

Préconisée par A. Poncet[1], elle tient le milieu entre les énucléations intra-glandulaires et les opérations extra-capsulaires. On pourrait lui donner le nom de *thyroïdectomie partielle intracapsulaire*.

Elle a sur la strumectomie l'avantage de convenir au goitre diffus et consiste à énucléer en masse les tissus d'un lobe thyroïdien, en opérant sous la capsule et autant que possible dans son voisinage.

Cette opération se pratique de la manière suivante[2] : le goitre étant mis à nu par une incision appropriée et l'hémostase superficielle assurée avec soin, on fait, sur le point culminant de la tumeur, une ouverture capsulaire petite d'abord, quitte à l'agrandir ensuite si tout le lobe est dégénéré. Après avoir coupé une mince couche de tissu cortical, on tombe facilement, si le goitre est jeune et indemne d'inflammation, sur un plan de clivage dans lequel le doigt peut s'engager jusqu'à ce qu'il soit arrêté par les pédicules vasculaires. Un certain nombre de vaisseaux sont toujours déchirés, mais l'hémorrhagie, peu abondante, cède à une compression momentanée, sans qu'on ait besoin de mettre des pinces, sauf pour les

1. A. Poncet, *Bull. de l'Académie de médecine*, Paris, 1896, t. XXXV, p. 507.

2. L. Bérard, *Loco citato*, p. 265.

artères thyroïdiennes supérieure et inférieure. La ligature de cette dernière pourrait seule être dangereuse ; mais, si l'on a soin de ne pas perforer la capsule, le récurrent ne court aucun risque d'être lésé.

Au cours de l'extirpation sous-capsulaire, les vieux goitres enflammés peuvent donner beaucoup de sang : il est alors indiqué de ne pas poursuivre l'énucléation massive et de terminer par une thyroïdectomie partielle intra-capsulaire.

Si l'on tombe sur un kyste volumineux, A. Poncet recommande de le ponctionner comme un kyste de l'ovaire, avant toute tentative d'énucléation.

Une fois l'opération terminée, il reste une cavité limitée par la capsule que double une mince couche sous-corticale de tissu thyroïdien : ce tissu est le siège d'une hémorrhagie en nappe, malgré les quelques pinces qui ont été placées sur les principaux vaisseaux. A. Poncet a eu l'idée d'arrêter cette hémorrhagie par ce qu'il appelle la *suture hémostatique* du moignon thyroïdien ; elle consiste, à l'aide d'un surjet au catgut, à appliquer l'une contre l'autre les lèvres antérieure et postérieure de la capsule, de façon à oblitérer complètement la cavité et à rapprocher les bords de l'espèce de bourse qui résulte de la décortication.

Si les parois trop rigides de la bourse ne se prêtaient pas à la suture, on serait réduit à faire le tamponnement de la cavité à la gaze stérilisée. Les plans musculaire et cutané sont ensuite réunis, comme dans toute autre région, à l'aide de crins de Florence.

Les *suites opératoires* de l'énucléation massive sont beaucoup plus simples que celles de la thyroïdectomie extra-capsulaire. Jamais on n'a noté l'aphonie par section ou ligature du récurrent; les hémorrhagies sont peu graves, l'asphyxie due à l'affaissement de la trachée exceptionnelle. La mortalité n'est guère que de 1 à 2 p. 100.

3° Strumectomie ou énucléation intra-glandulaire.

Elle consiste à aller, à travers le tissu thyroïdien qu'elle respecte le plus possible, à la recherche des noyaux goitreux ou des kystes, et de les enlever.

On sectionne la peau sur le point culminant de la tumeur et dans une étendue suffisante pour n'être pas gêné; puis, on ouvre au bistouri la glande sur le noyau le plus superficiel, en pinçant les vaisseaux capsulaires. Dès que l'on a trouvé le plan de clivage, c'est-à-dire le tissu conjonctif lâche qui entoure le noyau, on extirpe ce dernier par énucléation.

On enlève successivement tous les noyaux que l'on rencontre, sans s'occuper des hémorrhagies qui cèdent d'ordinaire à un tamponnement de quelques instants.

Quand les tumeurs sont très éloignées les unes des autres, il est indispensable de faire plusieurs ouvertures à la capsule.

Dans les vieux goitres enflammés, il est fort

difficile d'enlever ainsi les noyaux; il est alors plus simple d'abandonner cette sorte d'opération et de tenter l'énucléation massive du lobe ou de la portion de lobe qui est la plus malade.

L'énucléation des kystes doit être précédée de l'évacuation de leur contenu par ponction ou incision.

Quand, après la strumectomie, il y a une hémorrhagie en nappe, on peut l'arrêter par des sutures profondes ou par un tamponnement à la gaze stérilisée, qui est enlevé au bout de quarante-huit heures.

Ces opérations sont essentiellement bénignes, comme le montrent les statistiques récentes rapportées par L. Bérard. Sur 73 énucléations, Roux (de Lausanne) n'a pas eu de mort; il en est de même de Socin (de Bâle) et de Riedel, l'un sur 56, l'autre sur 29 opérés. Schönborn a eu 1 décès sur 36 cas. Sur 98 énucléations, tant massives qu'intra-glandulaires, A. Poncet a eu 2 morts.

V. — Exothyropexie.

L'*exothyropexie* ou *thyroïdectesis* est une opération qui consiste à découvrir le corps thyroïde, à le luxer à travers les lèvres de l'incision tégumentaire et à le maintenir au dehors (fig. 76). On obtient un double résultat : la décompression de la trachée et l'atrophie des portions de corps thyroïde exposées à l'air.

Jaboulay[1] pratiqua le premier cette exothyro-

1. B. Gérard, *De l'exothyropexie*. Thèse de Lyon, 1893.

pexie en 1892; mais on avait fait, bien avant lui, des tentatives de même ordre. Bonnet avait eu l'idée d'attirer les goitres au dehors et de les y fixer : il fut imité par Gosselin, Ollier, J. Reverdin, Kocher, J. Wolff, etc.

Le manuel opératoire employé par Jaboulay[1] est le suivant : il comprend deux temps.

Dans un *premier temps*, on fait sur le cou une incision médiane allant du cartilage thyroïde à la fourchette sternale (fig. 76) et intéressant les téguments et la ligne blanche cervicale. Si l'on rencontre l'anastomose des veines jugulaires antérieures, on la sectionne entre deux ligatures.

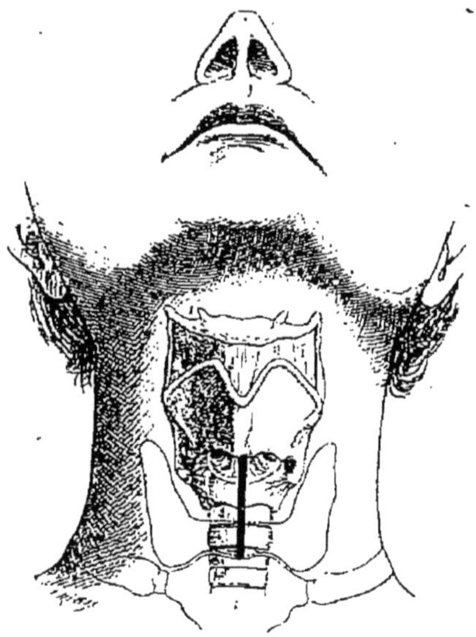

Fig. 76.
Incision de Jaboulay pour l'exothyropexie.

Le *deuxième temps* consiste dans la luxation du goitre. A l'aide des doigts, on récline à droite et à gauche les muscles qui voilent la couche lamelleuse pré-thyroïdienne, et on contourne dans leur totalité les lobes latéraux (fig. 77 et 78). Si ces lobes étaient trop volumineux, il ne

1. Jaboulay, *Lyon médical*, 1894, t. LXXV, p. 491.

faudrait pas hésiter, pour se donner du jour, à sectionner transversalement les plans musculo-aponévrotiques. Une fois les lobes latéraux dénudés, on les luxe l'un après l'autre.

Quelquefois, il est possible d'énucléer d'un seul coup la glande de sa loge, à l'aide d'une pression exercée avec les pouces d'avant en arrière de chaque côté du cou. Ce procédé est plus rapide, mais il a l'inconvénient d'exposer à la compression du canal laryngo-trachéal et à des accidents asphyxiques. En luxant les lobes latéraux, il faut éviter d'exercer les tractions trop près de leurs cornes supérieure et inférieure : on pourrait déchirer les vaisseaux et principalement les veines thyroïdiennes inférieures.

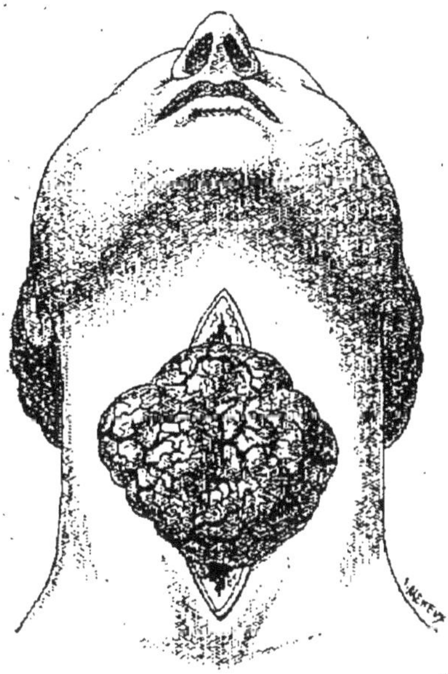

FIG. 77.
Exothyropexie vue de face (Bérard).

Si l'on a affaire à l'hypertrophie médiane inférieure ou goitre plongeant rétro-sternal, les deux index sont glissés à droite et à gauche de la tumeur pour l'attirer au dehors. On ne doit pas trop aller à la face postérieure du goitre, car on risquerait de déchirer des veines; ni insinuer les doigts entre la face antérieure et le sternum, car on pourrait comprimer fortement la trachée.

Telles sont les règles générales de l'énucléation des goitres. Pour être bien faite, l'opération doit avoir lieu sans hémorrhagie, c'est-à-dire sans blessure des veines thyroïdiennes, car ce sont elles qui cèdent les premières.

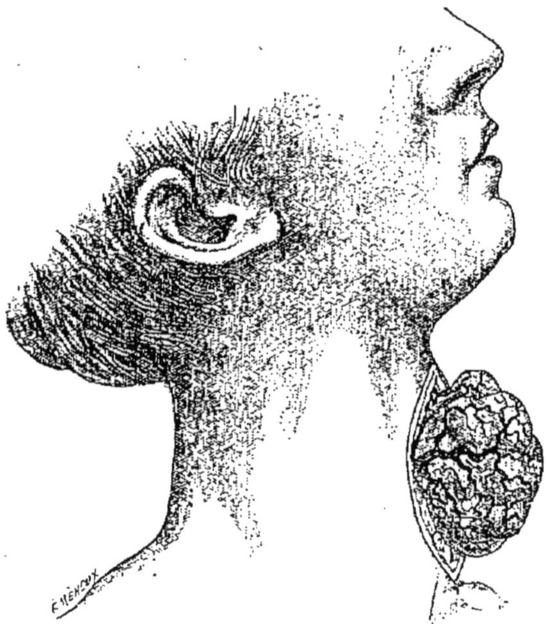

FIG. 78. — Exothyropexie vue de profil.

Le pansement consiste dans l'application, sur la tumeur et dans la rigole qui la sépare des lèvres de l'incision tégumentaire, de bandelettes de gaze stérilisée. La cicatrisation cutanée s'obtient au bout de six semaines à deux mois. Du côté de la tumeur, on observe dans les premiers jours un écoulement abondant de sérosité, qui provient à la fois des troncs lymphatiques péricapsulaires comprimés et des troncs veineux déchirés. Si une partie de ces produits séreux est résorbée, elle donne la fièvre thyroïdienne (A. Poncet et Jaboulay).

Dès le deuxième jour, les veines s'affaissent et se thrombosent, et au bout d'une dizaine de jours elles sont réduites à de petits cordons brunâtres. Le tissu thyroïdien exposé à l'air se ratatine, en se transformant en une masse de petits kystes qui lui donnent l'aspect d'une grappe de raisin, tandis que les lèvres de l'incision cutanée se réunissent peu à peu par leurs extrémités.

L'hémorrhagie veineuse est la principale complication opératoire : elle cesse d'ailleurs dès que la luxation est faite ; si elle continuait, il n'y aurait qu'à lier les vaisseaux. Les hémorrhagies secondaires, au bout d'une semaine, ne se voient que quand il y a du sphacèle : elles sont graves et peuvent amener la mort des opérés (Jaboulay). Les complications laryngo-trachéales sont exceptionnelles, il en est de même des troubles dus à la lésion des récurrents ; par contre, l'infection des parties de la glande exposées à l'air est assez fréquente.

Sur 65 cas rassemblés par Bérard, dans sa thèse, il y a eu quatre morts.

CHAPITRE II

INDICATIONS THÉRAPEUTIQUES DES GOITRES

Nous allons envisager successivement les kystes thyroïdiens, le goitre proprement dit et le goitre exophtalmique.

I. — Kystes thyroïdiens

Les médications iodée et thyroïdienne ne sauraient guérir un kyste, mais elles peuvent faire disparaître les parties hyperplasiques péri-kystiques; aussi est-il logique de commencer le traitement par elles.

Pour le kyste lui-même, le chirurgien a trois méthodes à sa disposition : la ponction, l'incision, l'énucléation.

La *ponction* simple a donné quelques guérisons ; mais il est le plus souvent indispensable de la faire suivre d'injections irritantes qui agissent comme dans l'hydrocèle, en produisant l'inflammation et l'accolement des parois du kyste ; toutefois il est indispensable que ces parois soient souples et capables de revenir sur elles-mêmes. Autrefois, on a noté à la suite de ponctions des hémorrhagies, des inflammations suppuratives qui se sont propagées jusqu'au thorax et ont entraîné la mort : avec les méthodes chirurgicales actuelles, de pareils accidents sont moins à redouter.

Les injections irritantes ont été faites, dit Malgaigne[1], avec un grand nombre de liquides : Maunoir (de Genève), employait le vin; Velpeau, Gosselin, la teinture d'iode au tiers ou au cinquième; Th. Anger le chlorure de zinc; Morell-Mackenzie le perchlorure de fer en solution à 4 ou 8 pour 100. Sur 59 cas traités par sa méthode, ce dernier chirurgien aurait eu 58 guérisons et 1 mort. Malgré les succès qu'elle compte à son actif, la ponction suivie d'injection est à peu près abandonnée aujourd'hui.

L'*incision* a été faite au galvanocautère, au thermocautère, au bistouri et suivie ou non de cautérisation de la poche.

L'incision au bistouri doit seule être employée; elle sera suivie d'une résection aussi étendue que possible de la paroi et ce qui en restera sera suturé aux lèvres de l'incision cutanée. On cherchera ensuite, à l'aide de tamponnements antiseptiques, à obtenir le bourgeonnement du kyste et l'occlusion de sa cavité.

L'*excision* doit être considérée comme une méthode d'exception, capable de rendre des services quand l'ablation complète est impossible.

L'*énucléation* du kyste est le procédé de choix. Elle a été recommandée à l'étranger par un grand nombre de chirurgiens; et, en France, par Schwartz[2], A. Poncet[3], etc. Elle ressemble à l'énucléation des noyaux du goitre fibreux : le seul point important est de rester dans la couche

1. Malgaigne, *Manuel de méd. op.*, 9e éd., 1889, t. II, p. 329.
2. Schwartz, *Rev. de chirurgie.*, Paris, 1888, p. 988.
3. Poncet, *in* Thèse de Bérard.

conjonctive isolante et de ne pas s'égarer dans le tissu thyroïdien.

A. Poncet conseille la ponction préalable comme pour les kystes de l'ovaire.

II. — Goitre solide.

1° Traitement médical.

A. Médication iodée. — Elle a été conseillée pour la première fois par Coindet (de Genève). On a administré à l'intérieur l'iode en solution dans l'eau, l'iodure de potassium, l'iodoforme (J. Reverdin).

Les injections interstitielles de teinture d'iode ont surtout été préconisées par Luton (de Reims). Elle se font avec une seringue de Pravaz, à la dose de 10 à 15 gouttes par séance, et l'opération est renouvelée tous les quatre ou cinq jours. Il est indispensable, pour éviter la suppuration, d'être parfaitement aseptique ; de plus, l'aiguille doit être enfoncée profondément pour que l'iode ne se répande pas dans le tissu cellulaire sous-cutané.

La guérison s'obtient lentement par une série de poussées inflammatoires suivies de sclérose.

La médication iodée est excellente dans les goitres endémiques à forme parenchymateuse ; elle est sans influence dans les goitres vieux et fibreux.

Avant de pratiquer la thyroïdectomie, il est absolument logique de chercher une diminution de la tumeur par l'emploi de l'iode à l'intérieur, qui est sans danger; nous ne pourrions en dire autant des injections interstitielles.

B. Médication thyroïdienne. — Elle est de date récente et n'a guère été employée que depuis 1894 dans le traitement du goitre ordinaire, du goitre exophtalmique et du myxœdème consécutif à la thyroïdectomie totale. On trouvera, dans une clinique du professeur Lépine[1] de Lyon, l'analyse des nombreux travaux parus sur ce sujet.

Bruns (de Tubingue)[2], le premier, a eu l'idée de faire ingérer aux goitreux de la pulpe de corps thyroïde de mouton ou de veau à la dose de 2 à 10 grammes tous les trois ou quatre jours. Chez les jeunes sujets de deux à douze ans, ce traitement est excellent et amène une diminution rapide de la tumeur si elle est du type parenchymateux. Dans le goitre kystique, colloïde ou fibreux, la méthode est sans action. Bruns a eu des succès inespérés dans des cas où la thyroïdectomie partielle avait échoué: seule la médication thyroïdienne a pu faire disparaître les accidents asphyxiques. Il est bien probable que les goitres qui guérissent ainsi sont dus à une insuffisance de sécrétion du liquide thyroïdien.

En France, Marie[3] a eu recours, avec succès, à la méthode de Bruns. Ballet et Enriquez[4] ont

1. Lépine, *De la médication thyroïdienne* (*Semaine médicale*, 1896, p. 577).
2. Bruns, *Beiträg. f. klin. Chir.*, t. XIII, p. 1.
3. Marie, *Bull. et Mém. de la Soc. méd. des Hôp.*, Paris, 1895, p. 711.
4. Ballet et Enriquez, *Bull. et Mém. de la Soc. méd. des Hôp.*, Paris, 1894, p. 805.

fait des essais sur l'homme et les animaux, en injectant sous la peau de l'extrait glycériné de thyroïde de mouton. Chez les animaux, ils ont obtenu la production d'un goitre expérimental grossissant à chaque nouvelle injection; si l'on augmente la dose, les animaux finissent par succomber à une véritable intoxication thyroïdienne. Ils en ont tiré cette conclusion importante que, chez l'homme, les injections ne doivent pas être continuées pendant trop longtemps.

De nombreuses hypothèses ont été émises pour expliquer l'action du corps thyroïde administré soit en nature, soit sous forme de thyroïdine, mais, aucune ne satisfait pleinement et l'on peut dire que cette question est loin d'être résolue.

Kocher[1] pense que la médication thyroïdienne réussit dans les mêmes cas que l'iode, mais ne lui est pas supérieure : sa découverte ne serait donc pas un progrès. Il vaudrait même mieux recourir à l'iode dont l'administration est moins compliquée.

Mikulicz[2] a traité les goitres par l'ingestion de thymus de mouton tous les deux jours à la dose de 10 à 25 grammes, et il a obtenu des résultats analogues à ceux que donne la méthode de Bruns.

On peut dire qu'à l'heure actuelle, comme autrefois, on doit avoir recours aux moyens médicaux, surtout dans les goitres jeunes et à forme parenchymateuse.

1. Kocher, *Corresp. Bl. f. Schweiz. Aerz.*, 1895, p. 3.
2. Mikulicz, cité in *Semaine médicale*, Paris, 1895, p. 207.

2° Traitement chirurgical.

A. Traitement palliatif. — Il a pour but de combattre les accidents asphyxiques, plus spécialement désignés sous le nom de *goitre suffocant*, et doit souvent être appliqué d'urgence. Il comprend trois méthodes : la trachéotomie, la thyroïdectomie, l'exothyropexie.

La thyroïdectomie d'urgence, pour parer à un accès de suffocation, est peu employée et on a surtout recours à la trachéotomie. On peut rencontrer des difficultés, car la trachée est presque toujours déviée, déformée, sans compter avec les vaisseaux volumineux et la tumeur qui encombrent le champ opératoire. La trachée doit presque toujours être ouverte bas, au-dessous de l'isthme. Certains chirurgiens préfèrent la laryngotomie intercrico-thyroïdienne qui est évidemment beaucoup plus simple ; mais, elle nécessite l'emploi de longues canules, qu'il est souvent difficile d'introduire au delà du point comprimé.

A la trachéotomie A. Poncet et Jaboulay opposent l'exothyropexie, qui aurait l'avantage d'amener la régression de la tumeur et d'être à la fois un moyen palliatif et curatif.

B. Traitement curatif. — Il comprend un certain nombre de méthodes anciennes telles que le séton, les flèches caustiques, l'électro puncture, la galvano-puncture, la ligature sous-cutanée, le broiement sous-cutané : toutes sont abandonnées.

Il ne reste guère que la ligature des artères, l'exothyropexie, la thyroïdectomie.

La ligature est aujourd'hui rejetée, excepté pour le goitre exophtalmique. Pourtant Rydigier[1] fait encore la ligature des quatre artères; sur 21 cas, il a eu deux guérisons et des améliorations.

L'exothyropexie n'a guère été employée que par les chirurgiens lyonnais : on peut dire que la thyroïdectomie est le seul traitement curatif du goitre. La thyroïdectomie totale ne mérite peut-être pas (page 136) d'être abandonnée complètement ; mais, dans l'immense majorité des cas, c'est à la thyroïdectomie partielle qu'on aura recours.

L'*énucléation* est la méthode de choix : c'est elle qui donne les meilleurs résultats et on doit toujours la tenter; ce n'est que quand elle sera reconnue impossible que le chirurgien fera soit la *thyroïdectomie partielle extra-capsulaire*, soit l'*énucléation massive* sous-capsulaire de A. Poncet.

III. — Goitre exophtalmique.

La thérapeutique chirurgicale du goitre exophtalmique est toute d'actualité, et a fait encore cette année (1897) l'objet d'importantes communications à l'Académie de Médecine et à la Société de Chirurgie. Les résultats sont malheureusement incertains et sur aucun point il n'est possible d'arriver à une conclusion absolue. D'ailleurs, tous les chirurgiens sont d'accord pour

1. Rydigier, *Arch. f. klin. Chir., Berlin*, 1890, t. XL, p 806.

n'opérer que quand les moyens médicaux, et en particulier les médications thyroïdienne et thymique, ont échoué.

Nous allons passer successivement en revue la ligature des artères thyroïdiennes, l'exothyropexie, la thyroïdectomie, la section du sympathique cervical.

La *ligature des artères thyroïdiennes* a été faite par Mikulicz, Wölfler, Billroth, Trendelenburg, et surtout Kocher et Rydigier.

Kocher[1] lie les artères en deux séances et trois seulement, craignant que la suppression brusque de la circulation thyroïdienne ne donne lieu à des accidents myxœdémateux analogues à ceux de la thyroïdectomie totale. Sur trente-quatre opérés, il a eu trois morts et trente et une guérisons ou améliorations : c'est la glande qui diminue d'abord de volume ; puis le tremblement, la tachycardie et l'exophtalmie s'améliorent ou même disparaissent complètement.

Rydigier[2], en 1890, avait publié un important mémoire sur la ligature des artères thyroïdiennes ; en 1895, il a rapporté vingt-deux opérations pour goitre exophtalmique sans accidents ; vingt malades furent guéris ou très améliorés. Il lie les quatre artères en une seule séance et croit que cette quadruple ligature est le traitement de choix.

L'*exothyropexie* a surtout été préconisée par A. Poncet et Jaboulay[3], qui semblent d'ailleurs

1. Kocher, *Corresp. Bl. f. Schweiz. Aerz.*, 1895, p. 3.

2. Rydigier, *Vingt-quatrième Congr. all. de Chir.*, Berlin, 1895, séance du 17 avril.

3. Bérard, *Loco citato*, p. 452.

l'abandonner pour la section du sympathique cervical. Sur 11 cas rapportés par Bérard, il y a eu 5 guérisons ou améliorations considérables, 1 insuccès complet, 2 morts; dans les 3 autres cas, il y a eu une amélioration, qui a permis de faire facilement une thyroïdectomie. En somme, ce sont des résultats assez médiocres et il est probable que cette opération ne tardera pas à être abandonnée[1].

La *thyroïdectomie* a été faite en 1879, par Tillaux, et depuis par un grand nombre de chirurgiens, surtout à l'étranger. Il nous faut citer Riedel, Krönlein, Mikulicz, Allen Starr[2]. Ce dernier chirurgien a réuni 190 cas de thyroïdectomie pour maladie de Basedow : l'opération a consisté en une strumectomie ou en une ablation partielle, rarement en une extirpation totale. Il y a eu 74 guérisons, 3 insuccès et 33 morts; les autres malades ont été plus ou moins améliorés. Le plus souvent la mort est survenue peu de jours après l'opération et a semblé due à l'intoxication thyroïdienne avec élévation de température, tachycardie, phénomènes nerveux. Les palpitations sont les premières à disparaître, puis le tremblement et en dernier lieu l'exophtalmie.

La gravité de l'intervention doit faire hésiter le chirurgien, qui ne se résoudra à la thyroïdectomie que s'il y est poussé par des accidents graves. Tel a été le résultat d'une récente dis-

1. Riche, *Le goitre exophtalmique*. Thèse de Paris, 1897, p. 90.
2. Allen Starr, *The Med. News*, 1896, p. 491.

cussion à la Société de Chirurgie, à la suite d'une communication sur un cas malheureux de Lejars[1].

La *section du sympathique cervical*[2] dont nous donnons plus loin le manuel opératoire (page 239) a été faite pour la première fois par Jaboulay, puis par P. Reclus, Gérard-Marchand, Quénu, Jonnesco, A. Poncet, etc., et vient d'être l'objet d'une série de communications à l'Académie de médecine[3].

Certains chirurgiens se sont contentés de sectionner le sympathique, d'autres l'ont réséqué de chaque côté sur une étendue de plusieurs centimètres (Gérard-Marchand, P. Reclus et Faure). A. Poncet a pu rassembler quatorze opérations qui ont été simples et toujours suivies d'amélioration ou même de guérison véritable; jamais on n'a eu d'accidents graves myxœdémateux ou autres. Chez les personnes âgées, les résultats sont meilleurs que chez les jeunes filles; ce qui tiendrait, dit A. Poncet, à une diminution fonctionnelle du système du grand sympathique sous l'influence de l'âge. Les insuccès semblent tenir à une anomalie du sympathique qui aurait deux cordons et dont un seul aurait été sectionné; aussi, certains chirurgiens conseillent-ils de faire une nouvelle opération.

La section du sympathique agirait en modifiant la circulation encéphalique et bulbaire.

1. *Bulletins et Mémoires de la Société de chirurgie*, Paris, 1897, p. 123, 155, 179.

2. Ahmed Husselin, Thèse de Lyon, 1896.

3. *Bulletins de l'Académie de médecine*, Paris, 1897, 22, 29 juin, 6, 27 juillet.

Malgré le plaidoyer énergique qu'a fait A. Poncet en faveur de cette opération, on ne saurait encore se prononcer sur la valeur réelle de la section du sympathique; chez quelques malades on n'a rien obtenu, chez d'autres le succès a été momentané.

L'avenir seul dira si l'opération de Jaboulay est supérieure à la ligature des artères thyroïdiennes et à la thyroïdectomie.

TROISIÈME PARTIE

CHIRURGIE DE L'ŒSOPHAGE

CHAPITRE PREMIER

CATHÉTÉRISME DE L'ŒSOPHAGE

I. — Définition. Considérations anatomiques.

Sous la dénomination générale de *cathétérisme*, nous comprendrons toutes les manœuvres qui se pratiquent dans le conduit œsophagien, sans toutefois intéresser ses parois : c'est ainsi que nous aurons à étudier successivement les sondes œsophagiennes et leur emploi, l'exploration et la dilatation de l'œsophage, enfin l'extraction des corps étrangers.

L'*œsophage*, intermédiaire au pharynx et à l'estomac, parcourt successivement le cou, le thorax et l'abdomen. En haut, il commence au niveau du disque qui sépare la sixième de la septième vertèbre cervicale et finit devant la onzième dorsale. Il a une longueur de 22 à 25 centimètres; et, comme il est distant de 15 centimètres de l'arcade dentaire supérieure, les instruments destinés à pénétrer dans l'estomac doi vent avoir environ 50 centimètres de longueur.

La portion cervicale a de 4 à 4,5 centimètres, la thoracique 16 à 18 et l'abdominale 2 à 3.

L'œsophage n'est pas rectiligne, il présente des inflexions dans le sens antéro-postérieur qui sont à peu près celles de la colonne vertébrale et des inflexions dans le sens transversal : elles n'offrent aucun intérêt pour le chirurgien et n'apportent aucun obstacle au cathétérisme.

Le calibre de l'œsophage a été étudié par Mouton[1] à l'aide de moulages en plâtre. Il existe trois rétrécissements : l'un à l'origine de l'œsophage, l'autre à son entrée dans le thorax, le troisième à sa terminaison. En chacun de ces points il mesure 14 millimètres de diamètre ; et, dans le reste de son étendue, 19 millimètres.

Les rapports de l'œsophage ne présentent guère d'intérêt pour nous que dans sa portion cervicale, car c'est à peu près la seule accessible. Il répond en avant à la trachée, unie à lui par un tissu cellulaire lâche ; il la déborde à gauche et se met en rapport avec le muscle sterno-thyroïdien, le corps thyroïde et l'artère thyroïdienne de ce côté. L'œsophage est ainsi plus accessible à gauche et c'est là que d'ordinaire on pratique l'œsophagotomie externe.

En arrière, il repose sur la colonne vertébrale dont il est séparé par les muscles pré-vertébraux recouverts de leur aponévrose. Derrière l'œsophage se trouve une nappe conjonctive continue avec le tissu cellulaire rétro-pharyngien.

1. Mouton, Thèse de Paris, 1874.

Sur les côtés, l'œsophage entre en contact avec la carotide primitive, la jugulaire interne, les lobes latéraux du corps thyroïde, les récurrents, surtout celui du côté gauche.

La portion thoracique est située dans le médiastin postérieur entre les deux plèvres, croisée par l'aorte, répondant en arrière à la colonne dorsale et au canal thoracique. Il est important de connaître ces rapports quand on fait le cathétérisme de l'œsophage : ils suffisent à montrer la gravité des fausses routes.

Quénu et H. Hartmann[1] ont indiqué une voie d'accès de l'œsophage dans sa portion thoracique, mais elle n'a été exécutée que sur le cadavre.

Les rapports de la portion abdominale ne méritent pas que nous nous y arrêtions.

II. — Sondes œsophagiennes. Leur emploi.

Les sondes œsophagiennes ordinaires sont en caoutchouc rouge, de 44 centimètres de longueur, de 8 millimètres de diamètre et présentent à leur extrémité une ou deux ouvertures. Il est nécessaire d'avoir à sa disposition des mandrins qui se font en fer, en baleine, en maillechort.

La sonde s'introduit par les narines ou par la bouche.

Par les *narines*, le malade est assis, la tête renversée en arrière : le chirurgien introduit la

1. Quénu et H. Hartmann, *Bull. et Mém. de la Soc. de chir.*, Paris, 1891, t. XVII, p. 82.

sonde jusque dans le pharynx sur un mandrin courbe à concavité dirigée en bas. On retire alors le mandrin et on pousse la sonde jusque dans l'estomac, en la guidant au besoin avec le doigt placé dans le fond de la gorge.

Pour faire le cathétérisme par la *bouche*, le malade est également assis la tête renversée : le chirurgien introduit la sonde de la main droite, tandis qu'avec l'index gauche il abaisse la langue.

La question de l'anesthésie a fait l'objet d'une discussion parmi les chirurgiens : Léon Le Fort et Marjolin l'ont rejetée et A. Verneuil a conseillé l'emploi du chloral.

Les indications du cathétérisme de l'œsophage sont nombreuses.

La sonde à demeure trouve son emploi dans certains rétrécissements accompagnés de spasme et franchissables.

Les aliénés qui refusent de manger doivent être alimentés avec la sonde œsophagienne.

A la suite des opérations sur la bouche, le pharynx, le larynx, etc., il est utile d'avoir recours à la sonde œsophagienne, au moins dans les premiers jours, pour éviter l'infection de la plaie.

Enfin, la sonde œsophagienne sert aux médecins à aborder l'estomac, soit pour en extraire le suc gastrique, soit pour y faire des lavages.

III. — Exploration de l'œsophage.

L'œsophage peut être exploré par le palper, le toucher, le cathétérisme, la vue et l'auscultation[1].

Le *palper* se fait dans la région cervicale et permet de constater l'existence d'un corps étranger ou d'un néoplasme.

Le *toucher* digital laisse au plus atteindre l'extrémité supérieure de l'œsophage et inférieure du pharynx : il ne saurait rendre de grands services.

Le *cathétérisme* est le meilleur mode d'exploration de l'œsophage : on le pratique avec une tige de baleine, sur laquelle peuvent se visser une série d'olives de diamètre différent (fig. 79).

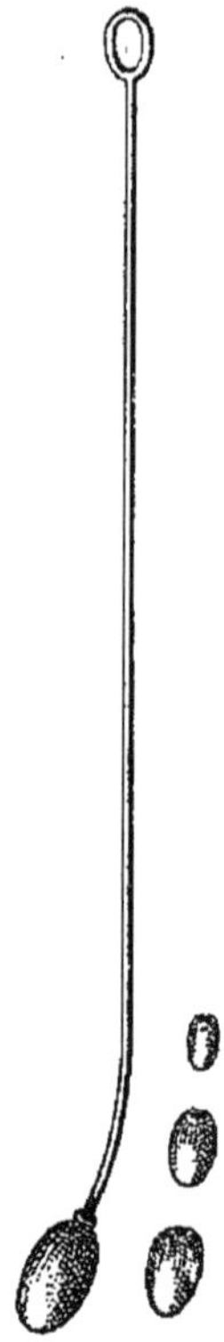

Fig. 79. — Cathéter œsophagien à olives.

Pour faire le cathétérisme, le malade doit être assis, la tête un peu renversée en arrière et maintenue par un aide. Avec l'index gauche on abaisse la langue, tandis que l'on fait glisser sur lui, jusque dans le pharynx, le cathéter tenu de la main droite. Lorsqu'elle atteint l'extrémité supérieure de l'œsophage, l'olive subit un temps d'arrêt ; dès qu'elle l'a franchie, grâce à une pression

1. Sainte-Marie, *Des différents modes d'exploration de l'œsophage*. Thèse de Paris, 1875.

douce et prolongée, elle arrive sans difficulté jusque dans l'estomac. Le danger du cathétérisme est d'aller dans le larynx; on s'en aperçoit vite, car le malade ressent une douleur vive, et est pris d'une toux convulsive.

Pour *voir* la cavité œsophagienne, il est nécessaire de recourir à des instruments spéciaux. Waldenburg[1] a inventé un spéculum œsophagien, sorte de tuyau en métal que l'on éclairait à l'aide d'un miroir laryngien. Depuis, on a construit un grand nombre d'*œsophagoscopes*, dont le plus connu est celui de Mikulicz et Leiter[2], muni d'une petite lampe électrique qui l'éclaire parfaitement.

Pour terminer la série de ces moyens explorateurs, il nous faut dire deux mots de l'*auscultation* de l'œsophage, qui a été préconisée par Hamburger[3]. On place son oreille à gauche de la colonne vertébrale, tandis que l'on fait déglutir des liquides au malade. A l'état normal, il se produit un bruit spécial qui peut être modifié ou retardé dans son apparition, lors du rétrécissement du conduit.

IV. — Dilatation de l'œsophage.

La dilatation de l'œsophage, dirigée contre les rétrécissements de cet organe, est tout à fait comparable à celle de l'urèthre.

1. Waldenburg, *Berl. klin. Woch.*, 1870, p. 579.
2. Mikulicz, *Centralbl. f. Chir.*, 1881, p. 673.
3. Hamburger, *Klinik der œsophagus Krankheiten*, Erlangen, 1871.

On se sert, en général, de bougies à olives analogues aux explorateurs (fig. 80), et dont les plus employées sont celles de A. Verneuil, construites par Colin.

Duguet (fig. 81) a imaginé des tiges spéciales qui se renflent graduellement de façon à atteindre un diamètre égal à celui de l'olive terminale.

Velpeau avait fait monter, sur la même tige, une série d'olives graduellement croissantes, ce qui évitait d'introduire deux fois l'instrument (fig. 82). Ch. Bouchard[1] utilise une série de bougies cylindro-coniques (fig. 83), remplies de grenaille de plomb, pour qu'elles n'aient aucune tendance à se fléchir.

Quel que soit l'instrument employé, on

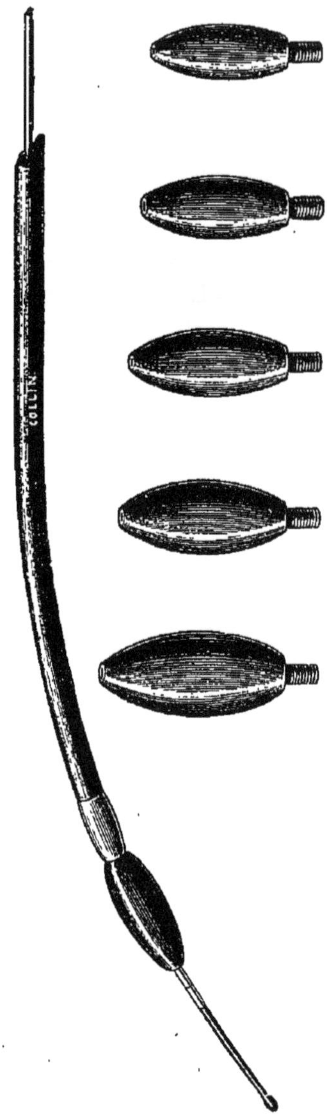

Fig. 80. — Bougies dilatatrices à olives de A. Verneuil.

1. Lesbini, Thèse de Paris, 1873.

doit faire, comme pour l'urèthre, la *dilatation progressive temporaire* tous les deux ou trois jours. Chaque bougie est laissée en place au moins cinq

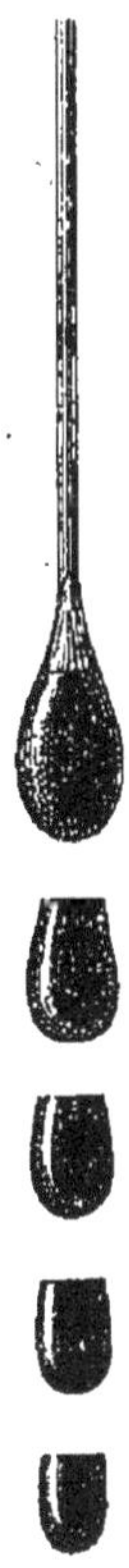

Fig. 81. — Olives dilatatrices de Duguet.

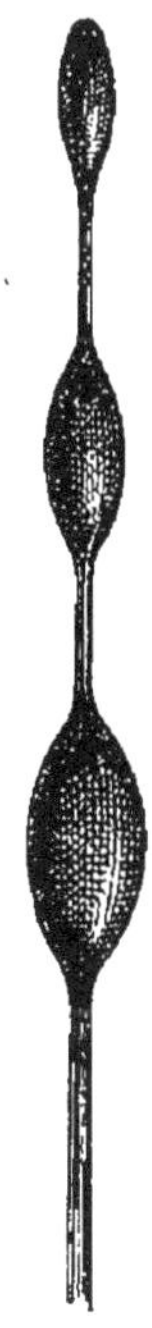

Fig. 82. — Olives de Velpeau.

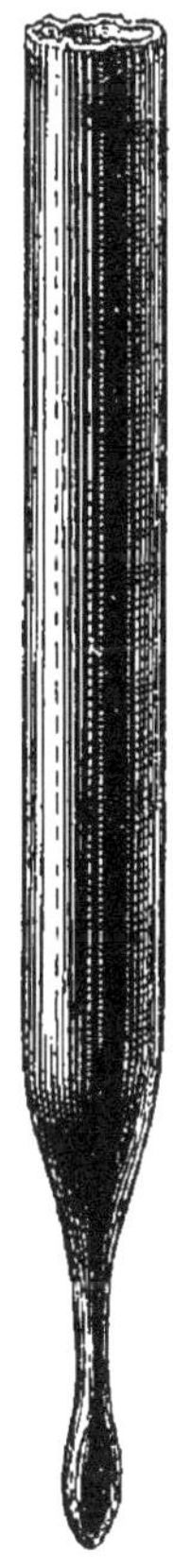

Fig. 83. — Bougie cylindro-conique de Ch. Bouchard.

minutes; et, ce n'est qu'après avoir passé deux ou trois fois le même numéro, qu'on a recours au suivant.

D'après Lesbini, la dilatation ne doit pas être

portée au delà de 19 millimètres pour les enfants au-dessous de quinze ans, et de 22 millimètres pour les adultes. Afin d'éviter les récidives, il est bon de passer la sonde une fois par mois pendant longtemps.

La *dilatation immédiate progressive* a été préconisée par L. Le Fort[1], et consiste à introduire dans le rétrécissement une bougie conductrice sur laquelle on glisse, dans la même séance, une série de bougies dilatatrices jusqu'à ce que l'on ait obtenu un calibrage suffisant de l'œsophage.

La *dilatation brusque* ou divulsion est une méthode dangereuse, qui a été faite à l'aide d'instruments spéciaux ou simplement de pinces à mors parallèles.

Loreta (de Bologne)[2] a eu l'idée d'ouvrir l'estomac, d'introduire une pince de bas en haut par le cardia et de faire ce qu'il appelle la divulsion instrumentale de l'œsophage.

Enfin, la *dilatation progressive permanente*, peu employée, consiste à laisser à demeure une bougie pendant un jour pour permettre ensuite la dilatation temporaire.

V. — Extraction des corps étrangers de l'œsophage.

Quand des corps étrangers volumineux s'arrêtent à l'entrée de l'œsophage, ils peuvent obs-

1. Jouin, *De la dilatation immédiate et progressive.* Thèse de Paris, 1888.
2. Loreta, *Arch. gén. de méd.*, Paris, 1885, p. 318.

truer en même temps les voies aériennes ou du moins causer des accès de suffocation qui nécessitent la trachéotomie.

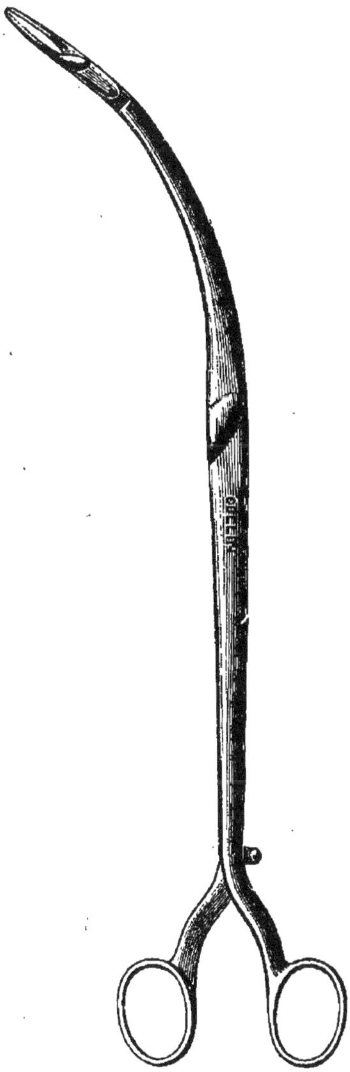

FIG. 84. — Pince de Robert et Collin pour les corps étrangers de l'œsophage.

En dehors de ces cas exceptionnels, le chirurgien a à sa disposition trois méthodes : l'extraction par la bouche, la propulsion dans l'estomac et l'œsophagotomie externe; cette dernière sera étudiée ultérieurement (page 170).

L'*extraction par la bouche* se fait d'une façon différente suivant que le corps étranger est haut ou bas situé. Les corps haut situés peuvent être extraits avec le doigt ou avec des pinces; on s'aidera avantageusement de l'éclairage laryngoscopique.

La pince de Robert et Collin (fig. 84) peut rendre des services : elle s'ouvre d'avant en arrière et se compose de deux mors dont un seul est mobile, tandis que l'autre sert, en quelque sorte, d'explorateur. Des instruments analogues ont été faits par Burge (de Brooklyn), Ollier, etc.

Quant les corps étrangers sont situés plus bas, au delà de l'emploi possible des pinces, on est obligé d'avoir recours à des instruments spéciaux en forme de crochets et dont le plus connu est le panier de de Grœfe (fig. 85). Les chirurgiens anglais se servent souvent du parapluie de crin de Fergusson qui rend des services pour extraire les corps étrangers pointus, tels que les aiguilles, les épingles, les arêtes.

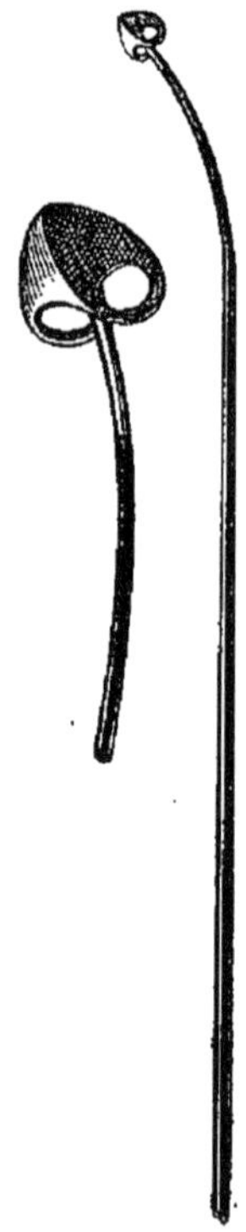

Fig. 85. — Panier de de Graefe.

Quel que soit l'instrument employé, on doit agir avec la plus grande prudence, faire la séance courte et au besoin essayer de nouveau en cas d'insuccès.

Quand le corps étranger remonte à plusieurs jours, toute manœuvre est dangereuse ; le mieux est d'avoir recours d'emblée à l'œsophagotomie externe.

La *propulsion dans l'estomac* est bonne pour les bols alimentaires bas situés qui, par leur migration, ne peuvent causer aucun accident. Elle se pratique avec une sonde ordinaire ou avec une bougie à boule. Toutes les fois que ces deux méthodes ont échoué, l'œsophagotomie externe est encore indiquée.

CHAPITRE II

ŒSOPHAGOTOMIE

I. — Œsophagotomie externe.

1° Aperçu historique.

L'œsophagotomie *externe* est une opération qui a pour but d'ouvrir l'œsophage au cou, soit pour extraire un corps étranger, soit pour parer aux accidents qui résultent de la présence d'un rétrécissement œsophagien.

On peut diviser en quatre périodes l'histoire de l'œsophagotomie externe[1].

La *première période* commence avec Stoffel et Verduc, en 1643. Ces chirurgiens conseillent l'ouverture de l'œsophage, qui est faite avec succès par Goursand, Rolland, Tarenget et acceptée par tous jusqu'à la fin du siècle dernier.

La *deuxième période* répond aux premières années de notre siècle ; l'opération est discréditée surtout par les chirurgiens français, en tête desquels on peut citer Boyer.

La *troisième période* date du mémoire de Vacca Berlinghieri paru en 1820, des travaux de Bégin et de Arnott. L'opération fut remise un moment en honneur, d'abord pour enlever les

1. F. Terrier, *De l'œsophagotomie externe*. Thèse de Paris, 1870.

corps étrangers, puis pour traiter les rétrécissements. Mais les revers publiés la firent encore abandonner en France, alors qu'elle était pratiquée fréquemment à l'étranger, surtout en Angleterre et en Amérique.

La *quatrième période* commence avec la thèse inaugurale de l'un de nous (F. Terrier), dans laquelle il a essayé de montrer que l'œsophagotomie externe était une bonne opération que l'on avait eu tort de rejeter. Les idées émises alors sont aujourd'hui acceptées sans conteste et le manuel opératoire n'a subi depuis que quelques modifications de détail.

2° Manuel opératoire.

Les procédés conseillés sont fort nombreux; mais beaucoup, n'ayant été employés que sur le cadavre ou sur les animaux, n'offrent qu'un médiocre intérêt : tels sont ceux de Verduc, de Guattini, de Vignardonne, etc.

Notons que Eckholdt a proposé d'aborder l'œsophage entre les deux chefs du sterno-mastoïdien, et Gescher d'arriver sur lui en traversant la trachée d'avant en arrière. Ces deux procédés n'ont heureusement pas eu de succès.

A. Procédé de Vacca-Berlinghieri[1]. — Ce chirurgien eut l'idée d'introduire une grosse sonde œsophagienne par la bouche jusque dans l'œsophage, pour en faire saillir la paroi. Cette sonde était légèrement convexe, et à convexité dirigée vers la gauche.

1. Vacca Berlinghieri, *Della esofagotomia*, Pise, 1820.

Vacca remplaça bientôt la sonde par un instrument auquel il donna le nom d'*ectopœsophage* (fig. 86). Cet instrument est composé de deux pièces : l'une est une sonde d'argent un peu plus grosse que celle de l'urèthre, ouverte à l'une

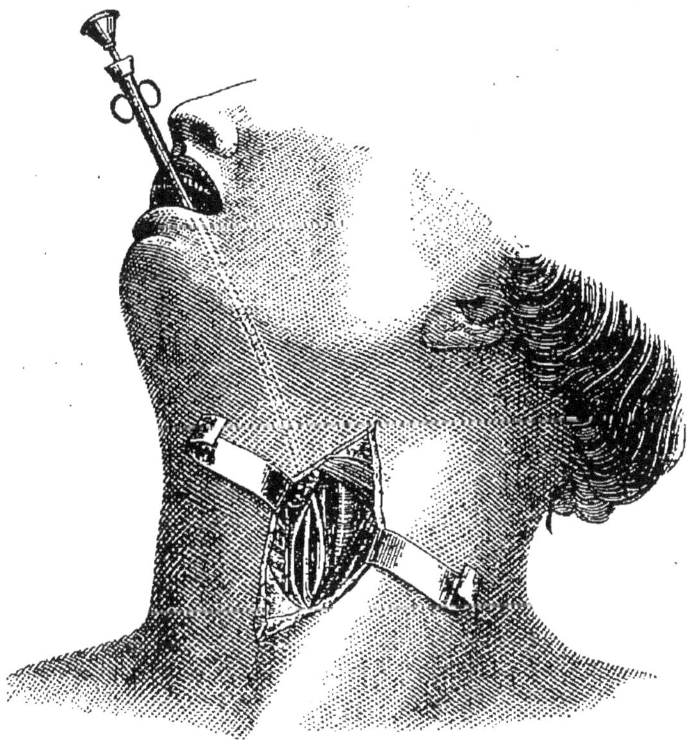

Fig. 86. — Sonde de Vacca-Berlinghieri engagée dans l'œsophage.

de ses extrémités et terminée en cul-de-sac à l'autre. Cette dernière est convexe et présente, du côté de la convexité, une large fente.

L'autre pièce de l'instrument est une sorte de mandrin à ressort, olivaire à l'une de ses deux extrémités divisée elle-même en deux parties qui tendent fortement à se séparer l'une de l'autre. On introduit le mandrin dans la canule; et, quand il est arrivé au niveau de la fente, l'une de ses deux moitiés sort par cette fente et fait saillir la paroi œsophagienne.

Il suffit alors, par une incision appropriée, d'aller à travers les différents plans musculo-aponévrotiques du cou à la recherche de l'œsophage et de l'ouvrir.

A. Richet seul a utilisé avec succès le mandrin de Vacca; Inzani ne le put faire, son malade fut pris d'accès de suffocation.

B. Procédé de Bégin. — C'est Bégin[1] qui le premier donna des règles opératoires basées sur sa pratique et ses observations personnelles. Il modifia profondément les procédés de ses devanciers et pénétra entre la trachée et les muscles sous-hyoïdiens d'une part, le sterno-mastoïdien, la carotide, la jugulaire interne, les nerfs pneumogastrique et grand sympathique, d'autre part. Il conseilla de sectionner l'omo-hyoïdien et incisa l'œsophage à gauche parallèlement à son axe. Bégin ne se servit ni de conducteur, ni de la sonde de Vacca pour faire saillir la paroi œsophagienne. Il ne réunit pas la plaie et eut le grand mérite, au lieu de soumettre ses malades au supplice d'une diète absolue, de les alimenter avec la sonde œsophagienne pendant les premiers jours qui suivirent l'opération.

Les malades de Bégin guérirent. Les règles

1. Bégin, *Rec. de méd. et pharm. mil.*, Paris, 1883, t. XX, p. 377.

posées par lui sont demeurées classiques, n'ayant subi que peu de modifications.

C. **Procédé de F. Terrier**[1]. — Nous allons décrire le manuel opératoire que l'un de nous a conseillé et qui se rapproche beaucoup de celui de Bégin.

Le malade est couché, la tête un peu renversée en arrière et la face tournée légèrement vers la gauche. L'anesthésie générale est indispensable. Le chirurgien se place à gauche et son aide à droite.

L'incision des téguments est faite parallèlement au bord antérieur du sterno-mastoïdien gauche et à un demi-centimètre en avant de lui. La longueur en peut varier suivant les cas; mais en général elle doit rester dans les limites indiquées par Bégin, c'est-à-dire du bord supérieur du cartilage thyroïde à 2 ou 3 centimètres audessus de l'articulation sterno-claviculaire.

On sectionne successivement la peau, le tissu cellulaire sous-cutané, le peaucier et l'aponévrose cervicale superficielle. Si l'on trouve le tronc de la jugulaire externe ou de la jugulaire antérieure, on le lie. On pénètre alors, avec la sonde cannelée, entre la gaine vasculo-nerveuse du cou et les muscles de la région sous-hyoïdienne. On ne tarde pas à rencontrer l'omohyoïdien, que l'on peut récliner en dedans ou en dehors, bien que sa section (Bégin) n'ait pas les inconvénients que lui a attribués A. Richet.

Tandis que l'aide rétracte de son côté la tra-

1. F. Terrier, *Loco citato*. p. 98.

chée, le larynx et le lobe droit du corps thyroïde, le chirurgien attire à lui et protège la lèvre gauche de la solution de continuité, ainsi que les gros vaisseaux et les nerfs. Si l'on se sert du bistouri, il faut le porter plutôt en dedans vers le larynx, qu'en dehors vers la carotide et éviter de blesser en haut l'artère thyroïdienne supérieure, en avant le nerf récurrent. Si un vaisseau thyroïdien était ouvert, il faudrait le lier immédiatement. On arrive ainsi jusqu'à la colonne cervicale, que l'on reconnaît par le toucher et la vue : alors il faut distinguer deux cas, suivant que l'on ouvre l'œsophage avec ou sans conducteur.

L'œsophagotomie doit être faite *sur conducteur* toutes les fois que c'est possible ; une sonde urétrale est parfaitement suffisante. Dès qu'elle est introduite, l'œsophage se dégage de la partie profonde de la plaie et est facile à ouvrir. Il y a un véritable lieu d'élection pour cette incision : il correspond à peu près à l'espace compris entre les deux artères thyroïdiennes ; il ne faut pas s'en écarter, car on rencontrerait des organes importants, surtout vers la partie supérieure du thorax.

L'incision de l'œsophage doit être latérale, parallèle à son axe et avoir une longueur de 3 centimètres pour permettre l'introduction des pinces, du doigt ou d'une sonde œsophagienne, suivant le but que l'on se propose.

L'œsophagotomie externe *sans conducteur* est plus difficile, surtout si on la pratique pour un rétrécissement ; car les corps étrangers saillants constituent un aussi bon point de repère que les conducteurs. L'œsophage se reconnaît à sa situation derrière le canal laryngo-trachéal, à sa surface aplatie et charnue.

On sectionne d'abord la musculeuse, puis la muqueuse qui apparaît avec sa coloration blanchâtre

Une fois l'œsophage ouvert, le but de l'opéteur varie nécessairement suivant les cas : s'il s'agit d'un rétrécissement, il faut mettre une sonde à demeure ; s'il y a un corps étranger, on l'enlève. Dans ce dernier cas, une double question se pose : celle de la sonde à demeure et de la suture œsophagienne.

La plupart des chirurgiens mettent une sonde soit par la bouche, soit par le nez, et elle leur sert à nourrir les malades pendant quelques jours.

Certains opérateurs (Jalaguier) n'ont pas mis de sonde et ont eu des succès.

Quant à la suture, les anciens chirurgiens la faisaient peu et se contentaient de tamponner la plaie. Aujourd'hui on a tendance à suturer l'œsophage à un ou à deux étages ; les téguments ne sont pas réunis complètement et un petit drain est placé dans l'angle inférieur de la plaie, au cas où les fils placés sur l'œsophage viendraient à lâcher.

Les accidents immédiats sont l'hémorrhagie, dont il est presque toujours facile de se rendre maître, et l'infection qui peut donner une périœsophagite diffuse mortelle.

Ultérieurement il faut craindre les rétrécissements, les fistules œsophagiennes assez rares et les troubles de la voix, dus à une section du récurrent ou du nerf laryngé externe.

D. **Procédé de Farabeuf**[1]. — L'incision cutanée doit avoir 8 centimètres et son milieu correspondre à un travers de doigt au-dessous du niveau de l'arc cricoïdien. Elle longe le bord antérieur du sterno-mastoïdien, qui est récliné dès qu'il est découvert. On met à nu les muscles omo-hyoïdien et cléido-hyoïdien, puis on pénètre dans leur interstice en écartant le premier en dedans et le second en dehors. On reconnaît alors par le toucher la trachée, la colonne vertébrale, le tubercule carotidien et la carotide. Trachée et œsophage sont réclinés en dedans à l'aide d'un grand écarteur, tandis que le chirurgien met son index sur le paquet vasculo-nerveux, situé en dehors. Enfin, on sent en haut la petite corne thyroïdienne, en bas l'œsophage ; il ne reste plus qu'à ouvrir ce dernier, qui apparaît avec sa coloration rouge, ayant au-devant de lui le récurrent. Si l'on extrait un corps étranger, on doit toujours tenter la suture.

E. **Procédé de P. Berger**[2]. — Il se rapproche beaucoup de celui décrit par Nélaton en 1854. On divise les téguments sur la ligne médiane, comme pour une trachéotomie, mais dans une étendue un peu plus grande. On sectionne l'isthme thyroïdien entre deux ligatures ; puis on sépare le lobe thyroïdien gauche de la trachée

1. Farabeuf, *Précis de manuel opératoire*, Paris, 1885, p. 871.

2. P. Berger, *Bull. et Mém. de la Soc. de Chir.*, Paris, 1893, p. 281.

que l'on dévie à droite et l'on tombe sur l'œsophage. P. Berger se sert, comme conducteur, d'un cathéter œsophagien, muni d'une grosse olive. Il suture l'œsophage, mais non les téguments, pour permettre aux sécrétions qui pourraient se produire de s'écouler librement au dehors.

3° Indications et résultats.

A. **Corps étrangers.** — Les indications de l'œsophagotomie externe doivent être envisagées successivement lors de corps étrangers et dans les rétrécissements de cet organe.

L'œsophagotomie est indiquée toutes les fois qu'un corps étranger n'a pu être extrait par la bouche, ni repoussé dans l'estomac : elle l'est même pour les corps irréguliers et durs, tels que les os, les pièces de dentiers, etc. La seule condition indispensable c'est que le corps n'ait pas dépassé la première pièce du sternum.

La saillie du corps étranger peut faciliter la découverte de l'œsophage ; d'ailleurs, il est toujours permis de s'aider du conducteur. L'extraction se fait avec les doigts ou les pinces.

A moins que ses parois ne paraissent trop altérées, la suture de l'œsophage doit être tentée.

Les résultats sont essentiellement variables, suivant que l'œsophagotomie est précoce ou tardive. Quand elle est faite, dit Fischer [1], avant le troisième jour, il y a 15 pour 100 de mortalité ; après le troisième jour, elle est de 30 pour 100.

1. Fischer, *Deutsch. Zeit. f. Chir.*, 1887, t. XXVII, p. 273.

Il y a donc grand intérêt à la pratiquer le plus rapidement possible.

B. Rétrécissements. — Ils sont surtout justiciables de la dilatation et de l'œsophagotomie interne; l'externe convient à un bien petit nombre.

Elle se fait au-dessus, au niveau ou au-dessous du rétrécissement.

Au-dessus elle a surtout pour but d'en faciliter le traitement : la dilatation et la section des brides sont bien plus faciles par cet accès direct qu'en passant par la bouche.

Au niveau du rétrécissement, l'œsophagotomie externe a été rarement pratiquée : elle donne d'ailleurs de médiocres résultats, étant donné la grande étendue habituelle des sténoses œsophagiennes.

Au-dessous de l'obstacle l'œsophagotomie n'est qu'un palliatif destiné à permettre l'alimentation du malade : c'est une véritable bouche œsophagienne (*œsophagotomie*). Elle ne saurait s'appliquer qu'aux rétrécissements situés très haut.

II. — Œsophagotomie interne.

L'œsophagotomie *interne* analogue à l'uréthrotomie interne, consiste à pratiquer la section des rétrécissements de l'œsophage à l'aide d'instruments spéciaux introduits dans sa cavité.

Cette opération a été exécutée pour la première fois par Maisonneuve[1], qui fit construire

1. Maisonneuve, *Clinique chirurgicale*, Paris, 1864, t. II, p. 409.

un œsophagotome basé sur les mêmes principes que son uréthrotome, c'est-à-dire composé d'une tige conductrice et d'une lame débordante, mousse sur sa partie saillante et ne coupant que les points qui ne se laissent pas dilater. Le rétrécissement est attaqué de haut en bas.

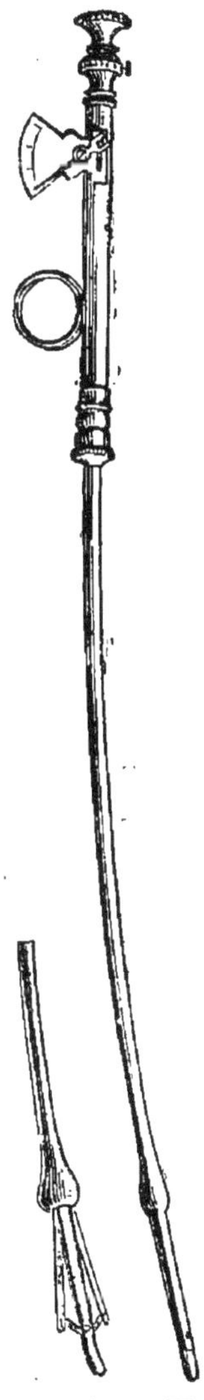

Fig. 87. — Œsophagotome de U. Trélat.

Lanelongue (de Bordeaux)[1] fit, à peu près à la même époque, construire un instrument analogue à l'uréthrotome de Sédillot, dont la lame avait 15 millimètres de hauteur, tandis que celle de Maisonneuve n'en avait que 12.

A l'inverse des chirurgiens précédents, Dolbeau[2] coupait la sténose de bas en haut, avec un œsophagotome terminé par une olive surmontée d'une lame.

U. Trélat[3] a fait construire un instrument beaucoup plus parfait que les précédents (fig. 87), composé d'une tige graduée présentant, près de son extrémité, un renflement arrondi destiné à butter au-dessus du rétrécissement. La portion de la tige située au-

1. Lanelongue, *Bull. et Mém. de la Soc. de chir.*, Paris, 1865, t. VI, p. 547.

2. Dolbeau, *Bull. et Mém. de la Soc. de chir.*, Paris, 1870, t. XI, p. 33.

3. U. Trélat, *Clinique chirurgicale*, Paris, 1871, t. II, p. 191.

dessous du renflement doit seule pénétrer dans le rétrécissement, et elle renferme deux lames que l'on peut faire saillir à l'aide d'une vis placée à l'autre extrémité de l'instrument. Un curseur indique le degré d'écartement des lames et par suite la profondeur des sections qu'elles peuvent faire. On coupe, avec cet instrument, de bas en haut.

Le Dentu[1] a imaginé un œsophagotome analogue à celui de Maisonneuve, mais ayant une série de lames graduées avec lesquelles on peut faire des sections aussi peu étendues que l'on veut.

L'œsophagotomie interne ne convient guère qu'aux rétrécissements non cancéreux; encore, pour qu'elle soit praticable, faut-il qu'on puisse passer l'instrument.

Elle est quelquefois suivie d'accidents qui consistent surtout en hémorrhagies graves et en phlegmons péri-œsophagiens ; la mortalité serait en moyenne de 15,7 p. 100.

C'est une opération peu utilisée aujourd'hui, depuis la vulgarisation de la *Gastrostomie*.

1. Le Dentu, *Bull. de l'Acad. de méd.*, Paris, 1887, t. XVII, p. 705.

QUATRIÈME PARTIE

CHIRURGIE DES VAISSEAUX, DES GANGLIONS LYMPHATIQUES DES MUSCLES ET DES NERFS DU COU

CHAPITRE PREMIER

LIGATURE DES ARTÈRES DU COU

I. — Ligature de la carotide primitive.

1° Considérations anatomiques.

L'artère carotide primitive droite naît du tronc brachio-céphalique, à peu près au niveau de la limite supérieure du sternum; la gauche, directement de la crosse de l'aorte, trois ou quatre centimètres plus bas, dans l'intérieur du thorax.

De cette différence d'origine, il résulte que la carotide primitive gauche est plus longue que la droite et présente une portion thoracique correspondant en arrière à la trachée et à l'œsophage, en avant à la veine sous-clavière gauche, aux muscles sterno-hyoïdien et sterno-thyroïdien qui la séparent du sternum, en dedans au tronc brachio-céphalique artériel dont elle est séparée par un espace angulaire au fond duquel se voit la trachée, en dehors à la plèvre médiastine gauche.

En haut, les deux carotides ont la même limite : le bord supérieur du cartilage thyroïde.

La carotide primitive présente avec la colonne cervicale des connexions importantes pour le chirurgien : elle est située en avant des apophyses transverses et en dedans de leur tubercule antérieur, dit Farabeuf[1]. Le tubercule de la sixième vertèbre cervicale est très saillant et constitue un point de repère précieux : c'est le tubercule carotidien de Chassaignac. Il est situé à peu près à 6 centimètres au-dessus de la clavicule et correspond à l'arc antérieur du cartilage cricoïde.

La veine jugulaire interne forme, avec le nerf pneumogastrique et l'artère, le paquet vasculo-nerveux du cou : ces trois organes sont contenus dans une gaine aponévrotique commune. La veine est adhérente au côté externe de l'artère qu'elle tend à déborder en avant, surtout sur le vivant, quand elle est remplie de sang.

Le tronc veineux thyro-linguo-facial de Farabeuf ou veine facio-linguale de Marcellin Duval, croise quelquefois, quand il est bas situé, la partie supérieure de l'artère pour se rendre dans la jugulaire interne.

Une chaîne ganglionnaire nombreuse recouvre le paquet vasculo-nerveux en dehors et en avant et peut gêner le chirurgien.

Indépendamment du nerf pneumogastrique,

1. Farabeuf, *Précis de manuel opératoire*, Paris, 1885, p. 56.

situé dans l'angle dièdre postérieur résultant de l'adossement de l'artère et de la veine, et du grand sympathique situé plus en arrière, la carotide primitive est encore recouverte en avant par l'anse de l'hypoglosse.

Deux muscles sont importants pour la ligature : le sterno-mastoïdien et l'omo-hyoïdien qui croise la face antéro-externe de l'artère.

Le sterno-mastoïdien recouvre la carotide dont il est le muscle satellite ; comme c'est sur son bord antérieur que l'on fait l'incision de la ligature, il importe de savoir que ce bord est quelquefois longé par la petite veine jugulaire oblique de Kocher.

On a lié la carotide primitive sur tout son parcours, et de préférence au-dessus ou au-dessous de l'omo-hyoïdien. Quand on a le choix, il faut lier très près de la bifurcation, au niveau du bord supérieur du cartilage thyroïde, au-dessus de l'omo-hyoïdien : là elle est superficielle et facile à atteindre.

2° Ligature au lieu d'élection.

Position du malade. — Il est couché sur le dos, le cou étendu, la tête tournée du côté opposé pour faire l'incision, puis ramenée dans la rectitude quand est venu le moment de lier l'artère.

Ligne d'incision. — Sur une ligne étendue de l'articulation sterno-claviculaire au creux parotidien, le long du bord antérieur du muscle sterno-mastoïdien, on prend une longueur de 7 centimètres, qui se termine en haut à la grande corne de l'os hyoïde.

Opération. — On incise d'abord la peau, le tissu cellulaire (fig. 88) sous-cutané, le peau-

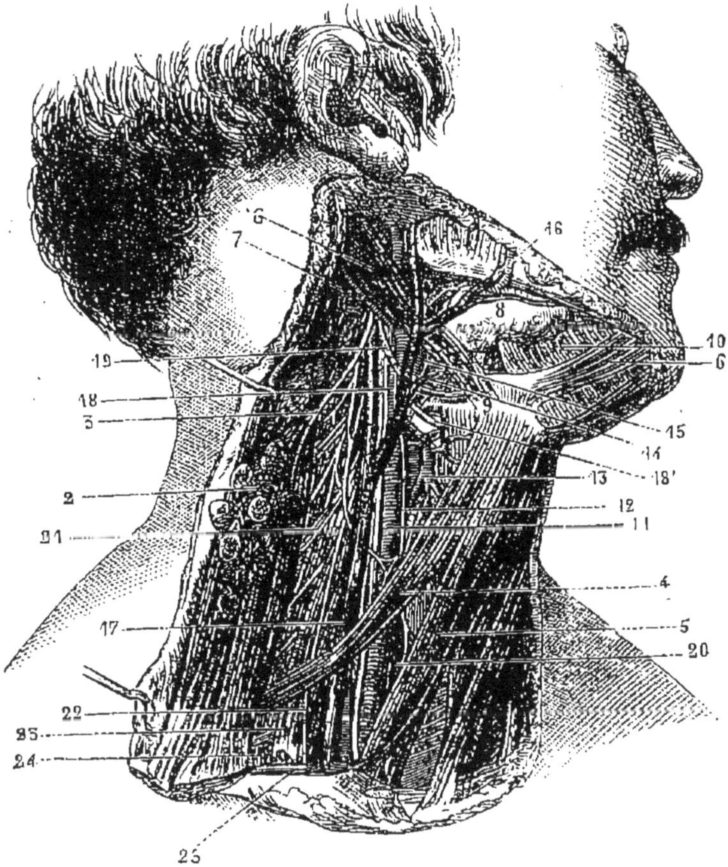

FIG. 88. — Région carotidienne.

1, le sterno-mastoïdien a été sectionné ; 2, gangl. lymph. ; 3, n. spinal ; 4, omo-hyoïdien ; 5, st. hyoïd. ; 6, digastrique ; 7, a. occipitale ; 8, gl. sous-max. ; 9, os hyoïde ; 10, mylo-hyoïd., 11, carot. prim. ; 12, br. descend. de l'hypoglosse ; 13, a. thyr. sup. ; 14, a. et v. linguales ; 15, a. faciale ; 16, v. faciale ; 17, v. jug. int. ; 18, n. pneumogastrique ; 19, n. grand hypoglosse ; 21, plexus cervical ; 22, n. phrénique ; 23, scalène antérieur ; 24, a. sous-clavière ; 25, v. sous-clavière.

cier, puis on fend l'aponévrose sur le bord antérieur du sterno-mastoïdien ; on mobilise ensuite avec la sonde cannelée, ou mieux on désinsère avec le bistouri le muscle qui adhère à la face profonde de sa gaine.

On ramène alors la tête dans la rectitude; et, avec l'un des deux index introduit dans la plaie, on va à la recherche du tubercule carotidien de la sixième vertèbre cervicale : en dedans se trouve l'artère, que l'on peut sentir et suivre jusqu'à son extrémité supérieure, là où doit être faite la ligature. On place un écarteur sur le larynx jusqu'à la colonne vertébrale, tandis que l'on attire en dehors, après l'avoir accroché du bout des doigts, le paquet vasculo-nerveux. Il faut laisser échapper le premier cordon qui est l'artère et retenir, à l'aide de l'index, la jugulaire interne et le nerf pneumogastrique. Il ne reste plus qu'à déchirer, avec une sonde cannelée, près du larynx, d'abord l'aponévrose, puis la gaine propre du paquet vasculo-nerveux. Pour éviter, autant que possible, la blessure de la jugulaire interne, on passe le fil à ligature avec une aiguille courbe et de dehors en dedans, après s'être bien assuré que l'on n'a que l'artère qui, sur le vivant, bat et s'aplatit.

Suites opératoires. Indications. — Il est exceptionnel de ne voir la ligature de la carotide primitive suivie d'aucun trouble : le plus souvent il survient des accidents cérébraux plus ou moins graves, du délire, des convulsions, de la céphalalgie et surtout l'hémiplégie[1].

1. Malgaigne et L. Le Fort, *Manuel de médecine opératoire*, 9e éd., Paris, 1888, t. I, p. 355.

L. Le Fort a pu rassembler 45 cas d'hémiplégie : elle est d'ordinaire précoce, se montrant immédiatement après l'opération ou au bout de quelques heures ; il est des cas tardifs, qui ne sont apparus qu'après quatre mois.

On a encore observé d'autres manifestations telles que des phénomènes oculaires, de l'aphonie, de la dysphagie, de la dyspnée. Sur 370 observations, L. Le Fort a relevé 100 fois des accidents cérébraux, dont 78 se sont terminés par la mort.

A. Richet[1] a longuement étudié les troubles nerveux consécutifs à la ligature de la carotide primitive ; il croit pouvoir conclure, d'après les observations et l'expérimentation sur les animaux, que la plupart de ces accidents sont dus à l'anémie cérébrale.

On a lié la carotide primitive pour des anévrysmes (page 208), des plaies et des hémorrhagies de la région cervico-faciale, contre l'épilepsie, etc..., enfin ; on a fait la ligature préventive, pour se mettre à l'abri de l'hémorrhagie, dans certaines opérations graves pratiquées sur la face, la tête ou le cou.

C'est surtout A. Verneuil[2] qui a défendu cette ligature à la Société de Chirurgie, où il a été combattu avec raison par L. Le Fort et A. Richet. Dans 44 observations rassemblées par L. Le Fort, onze fois l'hémorrhagie a été si

1. A. Richet, *Nouv. dict. de méd. et chir. prat.*, Paris, 1867, t. VI, p. 402.

2. A. Verneuil, *Bull. de la Soc. de Chir.*, Paris, 1863, t. IV, p. 373, 388, 425, 434, 450.

abondante, que l'on peut se demander si l'opération a servi à quelque chose; et, ce qui est plus grave, dans 10 autres cas cette ligature a entraîné la mort.

3° Ligature en bas, lieu de nécessité.

Il faut faire cette ligature aussi haut que possible et au moins à 2 centimètres au-dessus de l'origine de l'artère : ce sera à droite, à 2 centimètres au-dessus du bord supérieur du sternum; à gauche, au niveau même de ce bord.

Les *rapports* de l'artère se font avec le faisceau interne du sterno-mastoïdien qui la croise, et au-dessous de lui les muscles cléido-hyoïdien et sterno-thyroïdien, puis l'aponévrose de l'omo-hyoïdien. Le paquet vasculo-nerveux est directement recouvert par l'anse de l'hypoglosse.

Opération. — Procédé de Malgaigne[1]. — Le malade est couché sur le dos, la tête droite; on fait une incision de 5 à 6 centimètres qui commence immédiatement au-dessus de l'articulation sterno-claviculaire et se dirige vers la symphyse du menton. On sectionne l'aponévrose cervicale superficielle, on met à nu les fibres du faisceau sternal du sterno-mastoïdien et on les coupe suivant la ligne d'incision cutanée : alors, apparaissent les muscles trachéaux enveloppés de leur gaine cellulo-aponévrotique. Il est le plus souvent nécessaire de sectionner, dans sa partie externe, le cléido-hyoïdien, que

1. Malgaigne et L. Le Fort, *Loc. cit.*, p. 352.

l'on rétracte en dedans avec le sterno-thyroïdien ; puis, si l'on tombe sur l'omo-hyoïdien, on le relève ou on le divise suivant les cas. Il ne reste plus qu'à ouvrir la gaine vasculo-nerveuse près et en dehors de la trachée, puis à isoler l'artère que l'on charge de dehors en dedans. Si l'on éprouve quelque difficulté, il est indiqué d'aller à la recherche du tubercule carotidien, en se rappelant qu'il est un bon point de repère, à la condition absolue que la tête soit dans la rectitude.

Ce procédé doit être exceptionnel ; comme le dit A. Richet, il ne faut pas oublier que l'on va à 4 centimètres de profondeur, à travers une boutonnière contractile, à la recherche d'une artère recouverte presque complètement à droite par la veine jugulaire interne, à gauche par le tronc veineux brachio-céphalique correspondant.

II. — Ligature des carotides externe et interne.

Nous avons déjà étudié, à propos de la chirurgie du pharynx[1], la ligature de la carotide externe; nous n'y reviendrons pas, rappelant seulement (fig. 89) qu'elle se fait au niveau de la grande corne hyoïdienne, entre le grand hypoglosse et le tronc veineux thyro-linguo-facial, entre l'origine de la thyroïdienne supérieure et de la linguale.

1. F. Terrier, Guillemain et Malherbe, *Chirurgie de la face*, Paris, 1897, p. 146.

Indépendamment de la ligature préventive de la carotide externe, on a encore lié cette artère pour des hémorrhagies traumatiques ou consécutives à l'ulcération de tumeurs, des anévrysmes, des tumeurs érectiles, etc.

La carotide interne (fig. 90) se lie par le même procédé que l'externe : on la reconnaît à ce qu'elle ne donne pas de branches et que sa compression n'arrête pas les battements dans la temporale.

Étant donné la large anastomose qu'elle présente dans le crâne avec celle du côté opposé, sa ligature ne saurait être d'une grande utilité.

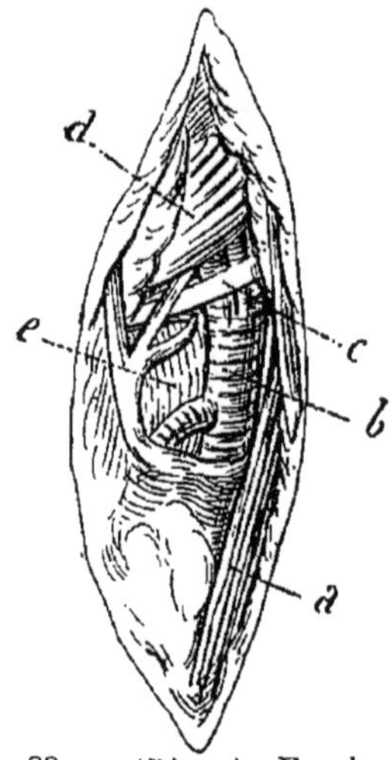

FIG. 89. — (D'après Farabeuf.) *a*, sterno-mastoïdien ; *b*, carotide primitive ; *c*, grand hypoglosse ; *d*, ventre post. du digastrique ; *e*, grande corne de l'os hyoïde.

L. Le Fort en a réuni 3 cas, dont un suivi de mort ; dans chacun d'eux on avait lié d'ailleurs, en même temps, la carotide primitive.

III. — LIGATURE DU TRONC BRACHIO-CÉPHALIQUE.

C'est une ligature difficile et désastreuse, dit Farabeuf[1], puisque sur 16 opérés 15 sont morts.

On est gêné par le sternum, que Chassaignac

1. Farabeuf, *Précis de manuel opératoire*, Paris, 1885, p. 71.

avait conseillé de réséquer, on l'est aussi par les grosses veines jugulaire interne et tronc veineux brachio-céphalique droit; le côté trachéal est seul accessible, aussi doit-on agir de dedans en dehors.

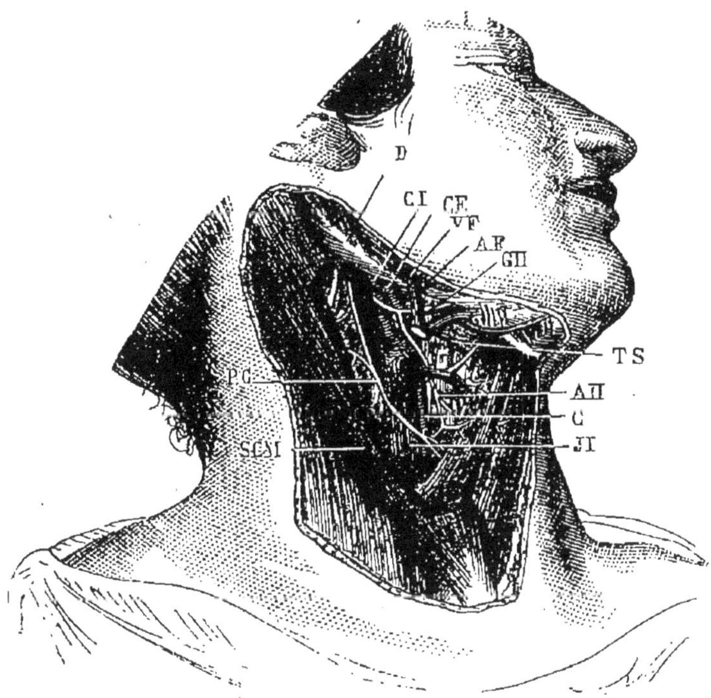

FIG. 90.

C, carot. prim.; CI, carot. int.; CE, car. ext.; AF, art. faciale; V F, veine faciale; TS, thyr. sup.; JI, jug. int.; D, digastrique; SCM, sterno-mast.; GH, grand hypogl.; AH, anse de l'hypogl.; PC, rameau descendant du plexus cervical.

Le tronc brachio-céphalique est en avant de la trachée et en arrière de l'articulation sterno-claviculaire droite, dont il est séparé par le tronc veineux droit, qui reçoit souvent une grosse veine jugulaire antérieure ou une thyroïdienne, que l'on doit couper entre deux ligatures. Farabeuf dit qu'il faut placer le fil à la partie moyenne du vaisseau et pour cela abaisser le tronc veineux innomé gauche, puis plonger derrière le sternum; cette manœuvre nous semble rien moins que facile.

Pour pratiquer l'*opération*, le malade est couché sur le dos, le cou étendu et la tête dans la rectitude; on fait sur le sterno-mastoïdien une incision de 6 centimètres au-dessus de la clavicule, elle passe entre les deux chefs du muscle, et à son extrémité inférieure elle se recourbe horizontale pour aller en dedans jusqu'à la ligne médiane. Après avoir séparé du faisceau claviculaire le faisceau sternal, on sectionne ce dernier soit sur l'os, soit sur la sonde cannelée, et on le fait rejeter en dedans. Sous la lèvre interne de la plaie, vers la trachée, on incise le cléido-hyoïdien et le sterno-thyroïdien que l'on récline encore en dedans. Après avoir déchiré du bec de la sonde cannelée le feuillet aponévrotique profond et coupé entre deux ligatures les veines thyroïdiennes si elles se sont présentées, on recherche, avec le doigt introduit dans la plaie, le tubercule carotidien de la sixième vertèbre cervicale, puis la carotide primitive que l'on suit de haut en bas et qui mène sur le tronc brachio-céphalique situé dans le thorax, en arrière du sternum, en avant et près de la trachée (Farabeuf). Protégeant alors avec des écarteurs les gros vaisseaux veineux, on isole comme on peut, soit avec le doigt, soit avec une sonde cannelée, le tronc brachio-céphalique que l'on dépouille de sa gaine celluleuse, et sous lequel on passe avec une aiguille courbe un fil, pour lier le plus bas, c'est-à-dire le plus profondément possible.

Malgaigne[1] rejette cette opération qui, si l'on en excepte le cas de Smith (de New-York), s'est toujours terminée par la mort. La circulation collatérale se rétablit trop facilement, causant des hémorrhagies qui emportent les malades : Elles apparaissent à des époques variables : Cuvellier les a vues au septième jour ; de Græfe, après plusieurs semaines ; entre ces cas extrêmes, il y a tous les intermédiaires (Liston, Blanc, Lizars, Cooper, Mott).

IV. — Ligature de la sous-clavière.

1° Considérations anatomiques.

La sous-clavière droite naît du tronc brachio-céphalique, la gauche de la crosse de l'aorte. De cette différence d'origine, il en résulte une différence de longueur, de direction, de rapports. La sous-clavière droite est plus courte que la gauche de toute la hauteur du tronc brachio-céphalique ; de plus, elle décrit une courbe à concavité inférieure embrassant le sommet du poumon. La gauche au contraire, d'abord verticalement ascendante, devient horizontale ensuite et forme un angle ouvert en bas et en dehors.

1. Malgaigne et L. Le Fort, *Manuel de médecine opératoire*, 9e éd., Paris, 1888, t. I, p. 347.

Il faut, avec J. Cruveilhier, considérer à cette artère trois portions sur chacune desquelles le chirurgien a fait la ligature : une première étendue de l'origine aux scalènes, une deuxième entre les scalènes, et une troisième allant des scalènes à la clavicule.

Les rapports de la *première portion* ne sont pas les mêmes des deux côtés. La *droite* répond en avant à l'articulation sterno-claviculaire, aux muscles sterno-mastoïdien, cléido-hyoïdien et sterno-thyroïdien, enfin à l'angle de réunion de la veine jugulaire interne et de la sous-clavière, aux nerfs phrénique et pneumogastrique. En arrière se trouvent le récurrent et la septième vertèbre cervicale, en dehors la plèvre médiastine, en dedans la carotide primitive. Signalons en outre de nombreux ganglions lymphatiques et des rameaux du sympathique.

La *gauche* a des rapports plus étendus avec la plèvre, ce qui se comprend, puisqu'elle est plus longue ; sa situation est plus profonde : au lieu d'être placée contre la clavicule, elle est contre la colonne vertébrale. Elle est embrassée par la crosse du canal thoracique, enfin les vaisseaux veineux, les nerfs, la carotide, ont avec elle des connexions plus intimes et un peu différentes.

La *deuxième portion*, située entre les deux scalènes, repose sur la première côte, qui présente une gouttière pour la recevoir. Cette gouttière est limitée en avant par le tubercule de Lisfranc ou d'insertion du scalène antérieur, qui sert de point de repère quand on fait la ligature. En haut se trouvent les branches du plexus brachial. La veine passe en avant du scalène antérieur, qui la sépare de l'artère. Quelquefois, dit Farabeuf, l'artère sort devant ou à travers le scalène. C'est dans les deux premières portions que d'habitude naissent toutes les branches.

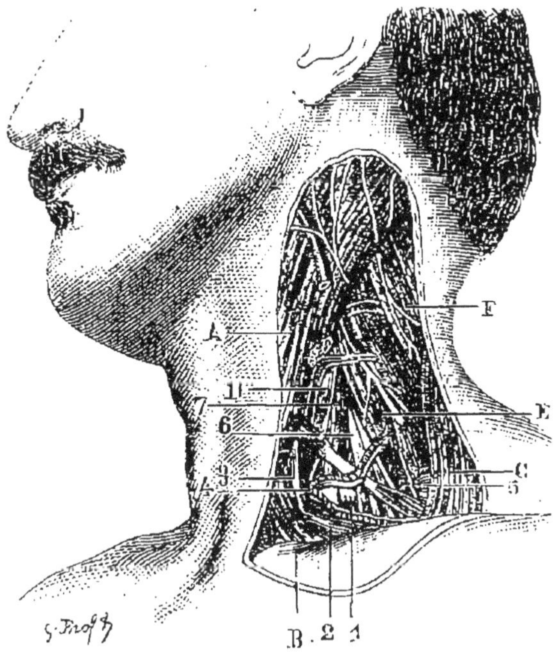

Fig. 91. — Sous-clavière en dehors des scalènes.
1, art. sous-clav.; 2, vein. sous-clav.; 3, v. jugul. int.; 4, art. cervicale transv.; 5, art. scapul. post.; 6, plexus brachial; 7, nerf phrénique; A, sterno-mast.; B, clavicule; C, trapèze; D, scalène ant.; E, scalène post.; E, splénius.

La *troisième portion* (fig. 91) est accessible et dépourvue de collatérales (Farabeuf) sur une longueur de plusieurs centimètres; aussi, est-ce elle que l'on choisit de préférence pour la ligature. L'artère est là dans le triangle sus-claviculaire, répondant en bas à la première côte, en haut au plexus brachial, en avant à la clavicule et à la veine sous-clavière. Cette dernière reçoit la jugulaire externe, qui est un obstacle à la ligature et doit être réclinée soit en dedans, soit mieux en dehors.

2° Ligature en dehors des scalènes.

C'est le lieu d'élection. La *position* du malade sera la suivante (Farabeuf[1]) : couché sur le dos, le cou tendu, la face tournée du côté sain, le moignon de l'épaule porté en arrière, pour diminuer la profondeur du creux sus-claviculaire et en bas pour rendre l'artère plus accessible. La meilleure position pour le chirurgien est près de la tête pour le côté droit, près du tronc pour le gauche.

La *ligne d'incision* est parallèle à la clavicule, située à un centimètre au-dessus d'elle, a une longueur de quatre travers de doigt et son milieu à peu près sur celui de la clavicule.

Opération (fig. 92). — On incise sur toute la ligne opératoire la peau, le tissu cellulaire sous-cutané, le peaucier et l'aponévrose cervicale superficielle recouvrant en dedans le faisceau claviculaire du sterno-mastoïdien. Il faut couper toute la partie de ce faisceau visible dans la plaie, sans cela on serait gêné et on risquerait de ne pas trouver l'artère. On ne tarde pas à voir, dans l'angle externe de la plaie, la jugulaire externe que l'on récline en dehors, après l'avoir

1. Farabeuf, *Précis de manuel opératoire*, Paris, 1885, p. 53.

mobilisée ; puis, avec la sonde cannelée manœuvrée prudemment, on déchire de haut en bas, sur le milieu de l'incision, le tissu cellulo-adipo-ganglionnaire toujours abondant et rougeâtre sur le cadavre. Cette manœuvre ne tarde pas à

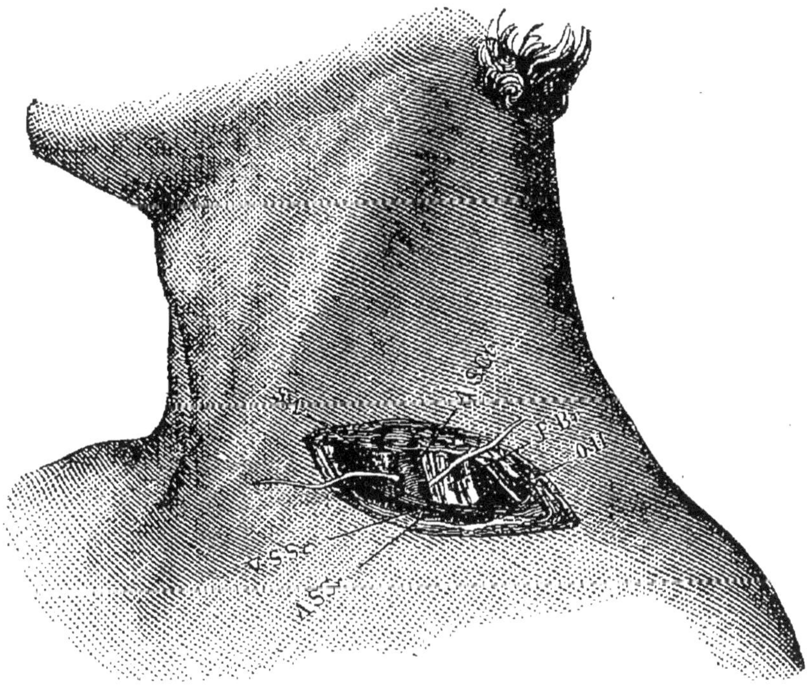

FIG. 92. — Ligature de la sous-clavière en dehors des scalènes.
A.SSc, art. sus-scapulaire; VSSc, veine sus-scapulaire; A.SCl, artère sous-clavière; PB, plexus brachial; SA, scalène antérieur; OH, omo-hyoïdien.

mettre à nu le scalène antérieur, reconnaissable à sa forme aplatie, à son tendon inférieur nacré, au phrénique qui le recouvre.

A ce moment, on conseille d'aller à la recherche du point de repère, le tubercule de Lisfranc; mais ce tubercule est inconstant, aussi vaut-il mieux exagérer la rotation de la tête et enfoncer l'index dans l'angle aigu *costo-scalénien*, ouvert en haut et en dehors, que forme le muscle scalène antérieur avec la première côte. L'artère se trouve infailliblement au sommet de cet angle : elle ne saurait échapper. Il ne reste plus qu'à la dénuder et à la charger. La seule faute consisterait à se porter un peu plus haut, à abandonner l'angle *costo-scalénien*, et à lier l'un des nerfs du plexus brachial.

Ceux qui se servent du tubercule comme point de repère (Farabeuf), doivent rechercher l'artère sur la côte, immédiatement en dehors de lui.

3° Ligature entre les scalènes.

On commence l'opération comme dans le procédé précédent ; puis, quand le scalène antérieur est mis à nu, on peut le couper (Dupuytren) au ras de son insertion costale.

Malgaigne, ayant remarqué que cette manière de faire exposait à la blessure du nerf phrénique, de l'artère mammaire interne et même de la veine sous-clavière, conseilla de sectionner le muscle un peu plus haut et de le diviser à petits coups, de dehors en dedans, en surveillant de l'œil le travail du bistouri, pour ne pas avoir d'accident.

Une fois le muscle coupé, on reconnaît facilement l'artère d'avec les nerfs du plexus brachial : il n'y a plus qu'à la lier.

4° Ligature en dedans des scalènes.

Il est indispensable, à l'exemple de Malgaigne, de distinguer le côté droit du gauche.

A droite, l'artère a un très court trajet dans lequel elle donne naissance à toutes ses collatérales ; à peine y a-t-il une étendue de 10 à

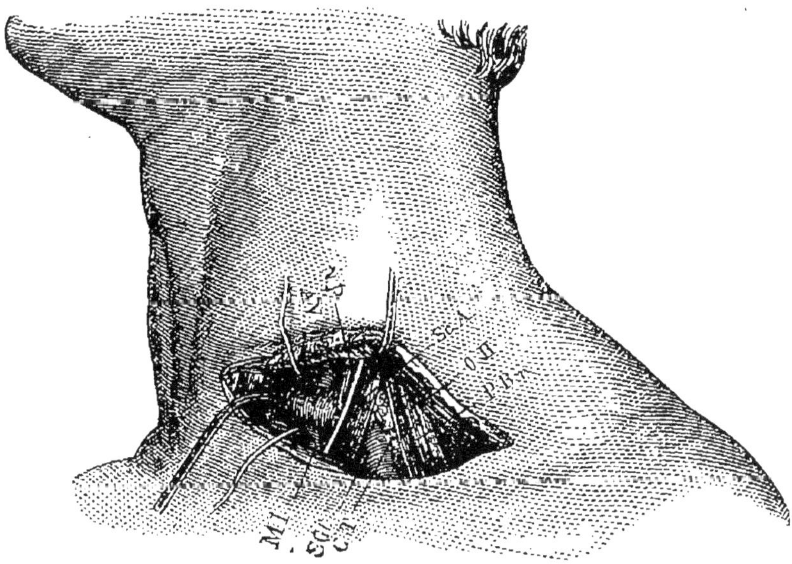

FIG. 93. — Ligature de la sous-clavière en dedans des scalènes.
SC*l*, artère sous-clavière ; ScA, scalène antérieur ; OH, omo-hyoïdien ; P Br, plexus brachial ; N P, nerf phrénique ; MI, mammaire interne ; CT, cervicale transverse.

15 millimètres entre l'origine et la première branche : on ne peut guère placer une ligature et compter sur la formation d'un caillot. L'opération n'a d'ailleurs jamais été tentée.

A gauche, l'artère est plus longue (fig. 93) et la ligature possible ; du reste, elle a été faite plusieurs fois, dit Malgaigne[1], mais les malades sont morts d'hémorrhagie.

Pour la pratiquer, il faut diviser le faisceau interne du sterno-mastoïdien, puis manœuvrer dans une région où se trouvent les veines jugulaires interne et sous-clavière, le canal thoracique, les nerfs phrénique et pneumogastrique, la plèvre et le poumon.

« On comprend que cette opération soit rejetée par la majorité des chirurgiens (Malgaigne). »

5° Indications et résultats.

A moins d'indications spéciales, c'est en dehors des scalènes, dans le triangle sus-claviculaire, que la sous-clavière doit être liée. La statistique de L. Le Fort porte sur 185 cas : il y a eu une mortalité d'environ 54 p. 100.

Il faut envisager séparément les anévrysmes et les traumatismes.

C'est surtout pour les *anévrysmes* de l'artère axillaire que l'on a lié la sous-clavière. Sur 71 cas réunis par L. Le Fort, il y a eu 45 guérisons. Les causes de mort sont l'inflammation, la suppuration, l'hémorrhagie.

Les *plaies de l'axillaire* constituent une autre indication. Sur 17 cas, L. Le Fort a noté 12 guérisons.

Il est arrivé à plusieurs chirurgiens de prendre dans la ligature une veine, un cordon du plexus brachial, un faisceau du scalène anté-

1. Malgaigne et L. Le Fort, *Manuel de médecine opératoire*, 9e éd., Paris, 1888, t. I, p. 337.

rieur ; Warren perfora la plèvre. C'est donc une opération difficile, qu'on ne saurait faire avec trop de soin.

V. — Ligature de la vertébrale.

Anatomie. — Elle naît de la sous-clavière, en

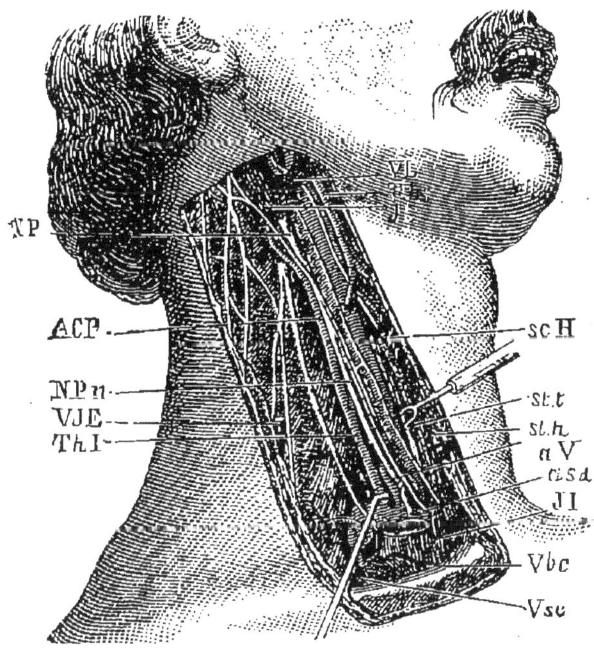

Fig. 94. — Région de l'artère vertébrale.

*sc*H, omo-hyoïdien; *st. t*, sterno-thyroïdien; *st. h*, sterno-hyoïdien coupé; *a*V, artère vertébrale; AS, artère sous-clavière; JI, jugulaire interne; V*bc*, tronc brachio-céphalique; V*sc*, veine sous-clavière; NP*n*, pneumogastrique; ACP, carotide primitive; VJE, jugulaire externe; T*h*I, thyroïdienne inférieure; T*hs*, thyroïdienne supérieure; VL, veine linguale.

dedans des scalènes, au même niveau que la mammaire interne, mais en suivant une direction diamétralement opposée. Dès son origine elle se porte verticalement en haut, entre le scalène antérieur et le long du cou, puis s'engage dans le trou de l'apophyse transverse de la sixième vertèbre cervicale qui est, comme on le sait, la vertèbre du tubercule carotidien. Au point où elle s'engage dans son canal osseux, la vertébrale a au-devant d'elle la thyroïdienne inférieure, puis la carotide primitive, de sorte que les trois artères sont superposées (fig. 94).

Malgaigne signale les anomalies suivantes : la vertébrale gauche naît de l'aorte, entre la sous-clavière et la carotide primitive; les deux, au lieu de s'engager dans le canal de la sixième vertèbre cervicale, peuvent ne pénétrer que dans celui de la cinquième ou même de la quatrième.

Opération (fig. 95). — Le malade est couché sur le dos, la tête inclinée du côté opposé. Le long du bord postérieur du chef sternal du sterno-mastoïdien, on fait une incision de quatre travers de doigt, qui s'arrête à deux centimètres de la clavicule. On divise avec soin le sterno-mastoïdien entre ses faisceaux claviculaire et sternal; et il est bon de ne couper l'aponévrose que sur la sonde cannelée : alors on aperçoit la jugulaire interne, la carotide primitive, et, en haut, le muscle omo-hyoïdien.

Faisant récliner en dedans, par un aide, le paquet vasculo-nerveux du cou et le chef sternal du sterno-mastoïdien, le chirurgien récline en dehors le chef claviculaire et découvre la sous-clavière, ainsi que l'origine de la vertébrale et de la thyroïdienne inférieure. Il faut passer le fil près de l'origine et d'avant en arrière.

Certains chirurgiens ont fait l'incision sur le bord interne du sterno-mastoïdien, d'autres sur son bord externe.

William Alexander, dit Malgaigne[1], a exécuté cette opération sur le vivant en incisant les téguments un peu en dehors du bord externe du

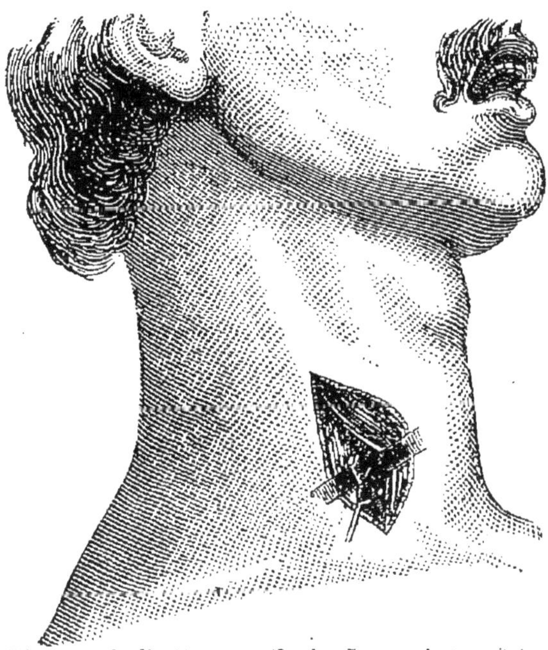

Fig. 95. — Ligature de l'artère vertébrale. Le crochet antérieur écarte le sterno-mastoïdien, la jugulaire interne, la carotide, le pneumogastrique, le postérieur, le scalène antérieur. L'omo-hyoïdien traverse l'angle supérieur de la plaie.

sterno-mastoïdien, en isolant ce bord, en fendant avec précaution l'aponévrose, en glissant le doigt derrière le muscle, pour le libérer du tissu cellulaire qui le réunit au scalène antérieur, puis en attirant fortement en dedans muscle et

1. Malgaigne et L. Le Fort, *Loc. cit.*, t. I, p. 343.

jugulaire interne vers la ligne médiane. La vertébrale se présente alors avec la plus grande netteté.

William Alexander a lié un assez grand nombre de fois l'une ou les deux vertébrales sur le même sujet, et toujours il a eu guérison opératoire. Il dirigeait cette intervention contre l'épilepsie et prétendait avoir eu dans presque tous les cas sinon un succès complet, du moins une amélioration.

VI. — Ligature des thyroïdiennes.

1° Ligature de la thyroïdienne supérieure.

Elle a été décrite par Sédillot, Wyeth et surtout par Gérard-Marchant[1], auquel nous empruntons en grande partie la description qui va suivre.

C'est dans le triangle omo-hyoïdien de Velpeau que l'on opère : ce triangle est limité en haut par l'os hyoïde, en dehors par le sterno-mastoïdien, en dedans par le muscle omo-hyoïdien.

Parallèlement au bord interne du sterno-mastoïdien, on fait une incision de six centimètres dont le milieu correspond à la limite supérieure du cartilage thyroïde; de là, on fait partir une courte incision transversale, perpendiculaire à la première. On reconnaît alors le bord interne

1. Gérard-Marchant, *Nouv. Dict. de méd. et de chir. prat.*, Paris, 1883, t. XXXV, p. 603.

du sterno-mastoïdien (1er point de repère), puis l'artère carotide externe (2e point de repère), après avoir divisé les lamelles conjonctives qui la masquent et évité le tronc veineux thyro-linguo-facial. On va ensuite, avec l'index gauche introduit dans la plaie, à la recherche de l'extrémité postérieure de la grande corne hyoïdienne (3e point de repère) : au-dessous et à environ un centimètre est l'artère qui traverse le triangle de Velpeau, en se dirigeant en avant et en bas, vers le corps thyroïde.

Il faut s'assurer, avant de la lier, que l'artère ne naît pas d'un tronc commun avec la linguale et la faciale.

2° Ligature de la thyroïdienne inférieure.

Cette artère correspond à un centimètre au-dessous et en dedans du tubercule carotidien de Chassaignac.

Pour la lier, dit Gérard-Marchant, le cou est tendu et la face tournée du côté opposé. On pratique, le long du bord interne du sterno-mastoïdien, une incision qui commence à un centimètre et demi au-dessus du tubercule de Chassaignac, palpable à travers les parties molles, et qui finit à quatre centimètres au-dessous. On sent de nouveau le tubercule (1er point de repère), puis on découvre la carotide primitive (2e point de repère). On fait alors écarter le sterno-mastoïdien et les gros vaisseaux du cou en dehors, tandis que le canal laryngo-trachéal est récliné en dedans ; puis, à un doigt au-dessous et en dedans du tubercule, le long du bord interne du scalène antérieur, on aperçoit l'artère thyroïdienne inférieure, décrivant une anse dans la concavité de laquelle on peut passer un fil.

Le Fort condamne ces deux ligatures; Wyeth rejette seulement celle du côté gauche, à cause de la présence du canal thoracique. Velpeau adoptait au contraire ces opérations ; et c'est son opinion qui a prévalu.

Aujourd'hui on lie des artères thyroïdiennes, dans les plaies du cou (Morgan, Butcher, Thiersch, Jameson[1]), dans les goitres, pour en amener l'atrophie en diminuant l'apport vasculaire. La ligature dans le goitre aurait été faite, dit A. Broca[2], par Ph. von Walther, dès 1814; elle a été, de nos jours remise en honneur par Wölfler[3].

Enfin Lister[4] et d'autres chirurgiens ont fait, pour la thyroïdectomie, la ligature préventive des artères thyroïdiennes. Ces indications ont d'ailleurs été posées plus longuement quand nous avons étudié la chirurgie du corps thyroïde.

1. Malgaigne et L. Le Fort, *Manuel de médecine opératoire*, 9e éd., Paris, 1888, t. I, p. 363.
2. A. Broca, *Trait. de chir. de S. Duplay et P. Reclus*, Paris, 1891, t. V, p. 637.
3. Wölfler, *Wiener med. Woch.*, 1886, p. 1013 et 1887, p. 159.
4. Lister, *British medical Journal*, 13 mars 1875.

CHAPITRE II

TRAITEMENT DES ANÉVRYSMES DU COU

I. — Anévrysmes de la carotide primitive.

1° Anévrysmes artériels.

Le traitement *médical* n'est pas différent de celui des anévrysmes en général; on a eu recours, là comme ailleurs, à la méthode de Valsalva, mais elle est bien aléatoire[1].

Le traitement *chirurgical* comprend divers procédés.

La *malaxation* doit être rejetée, car elle est susceptible d'amener la formation de caillots qui peuvent être la cause d'embolies cérébrales mortelles.

Les *injections coagulantes* et la *galvanopuncture* seront proscrites pour les mêmes raisons.

La *compression directe* a donné un succès à Ciniselli[2]. La compression *indirecte* est peu facile à faire : on se sert d'instruments prenant point d'appui sur les apophyses transverses des vertèbres cervicales. Dans les cas où on a eu recours à cette méthode, la pelote

1. A. Jamain et F. Terrier, *Manuel de pathologie chirurgicale*, 3e éd., Paris, 1877, t. I, p. 461.
2. Ciniselli, *Bull. de la Soc. de chir.*, Paris, 1868, 2e série, t. VIII, p. 112.

se déplaçait souvent; de plus, il est arrivé de comprimer le pneumogastrique.

La compression *digitale* est meilleure : Rouge[1] (de Lausanne) a imaginé un procédé spécial, qui consiste à pincer la carotide et le sterno-mastoïdien entre le pouce et l'index; il a parfaitement réussi chez un malade. Dans 5 cas réunis par Pierre Delbet[2], il y a eu 3 guérisons et 2 insuccès.

La *ligature* au-dessous du sac, entre l'anévrysme et le cœur, suivant la méthode d'Anel, a été faite dès 1805 par A. Cooper[3]. C'était, il n'y a pas bien longtemps encore, une grave opération, puisque dans sa statistique L. Le Fort[4] relève une mortalité de 50 p. 100. On a noté la suppuration du sac, des hémorrhagies secondaires lors de la chute des fils, enfin des accidents cérébraux. Il semble qu'avec les méthodes chirurgicales actuelles la mortalité doive s'abaisser. Les cas plus récents rassemblés par P. Delbet et Walther, au nombre de 10, donnent 2 décès, soit 20 p. 100.

L'*incision* du sac a été faite, dit P. Broca[5], par Morel, à la fin du XVIIe siècle, et Syme[6] a eu recours à cette méthode avec un plein succès. Le com-

1. Rouge, *Bull. de la Soc. de chir.*, Paris, 1869, 2e série, t. IX, p. 478.
2. P. Delbet, *Du traitement des anévrysmes externes*, Paris, 1889, p. 152.
3. A. Cooper, *Med. chir. trans.*, London, 1836, t. I, p. 53.
4. Malgaigne et L. Le Fort, *Manuel de médecine opératoire*, 9e éd., Paris, 1888, t. I, p. 478.
5. P. Broca, *Des anévrysmes et de leur traitement*, Paris, 1856, p. 214.
6. Syme, *Edinb. med. journ.*, 1857, p. 105.

plément de l'ouverture du sac est la ligature des deux bouts de l'artère. Si l'on pratiquait l'incision du sac, il serait prudent de la faire précéder de la ligature de l'artère au-dessous de lui et de terminer l'opération en liant le bout supérieur.

L'*extirpation* du sac est certainement l'opération idéale. P. Delbet la croit difficilement applicable, à cause des nombreux organes qui se trouvent dans le champ opératoire; elle a néanmoins été faite par H. Delagénière (du Mans).

Quand l'anévrysme siège très bas, aucun des procédés que nous venons de décrire n'est possible et l'on doit se rabattre sur la méthode de Brasdor ou ligature au-dessus du sac, c'est-à-dire entre l'anévrysme et la périphérie, qui a été employée dès 1824 par Wardrop[1].

2° Anévrysmes artério-veineux.

Ces anévrysmes, d'ordinaire traumatiques, ont une évolution très lente et occasionnent peu de troubles fonctionnels; aussi, la plupart des chirurgiens, avec A. Verneuil[2] et Pluyette[3], conseillent-ils l'*abstention*.

Medini[4] a eu un succès par la compression et P. Delbet[5] cite 4 cas de ligature par la méthode d'Anel avec 2 morts. On n'a jamais fait l'extir-

1. Wardrop, *On aneurisme*. London, 1828, p. 24.
2. A. Verneuil, *Bull. de la Soc. de chir.*, Paris, 1869, 2° série, t. X, p. 487.
3. Pluyette, *Rev. de chir.*, Paris, 1886, p. 275.
4. Medini, *Centralb. f. Chir.*, 1876, p. 138.
5. P. Delbet, *Loco citato*, p. 262.

pation de ces anévrysmes avec ligature des deux bouts de l'artère et de la veine.

II. — Anévrysmes de la carotide externe.

1° Anévrysmes artériels.

Ils sont très rares, étant donné la brièveté du tronc de cette artère. Il est d'ailleurs fort difficile de savoir s'ils occupent bien le tronc lui-même ou les branches qui en naissent.

On a autrefois traité ces anévrysmes par la *ligature* de la carotide primitive. L. Le Fort[1] en a relevé 12 cas avec 2 morts dues à des accidents cérébraux. P. Delbet en rapporte 5 nouveaux cas avec 2 décès.

Il semble préférable de lier la carotide externe. Sur 3 cas rapportés par les auteurs précédents, il y a eu une récidive et une mort, ce qui, en somme, ne constitue pas une statistique bien brillante.

L'*extirpation* a été faite une fois et l'*incision* du sac une fois avec succès.

Nous croyons que, dans les anévrysmes artériels de la carotide externe, on peut commencer par la compression digitale ; et, si elle échoue, faire la ligature de la carotide primitive ou mieux de la carotide externe.

2° Anévrysmes artério-veineux.

Ils sont exceptionnels et toujours trauma-

1. Malgaigne et L. Le Fort, *Man. de méd. op.*, 9e éd., Paris, 1889, t. I, p. 353.

tiques. La communication se fait avec la jugulaire externe ou avec l'anastomose qui la réunit à la jugulaire interne.

P. Delbet[1] a noté 2 cas où l'on a pratiqué la ligature au-dessus et au-dessous du sac; l'un des malades a vu son anévrysme récidiver et l'autre est mort d'hémorrhagie.

III. — Anévrysmes de la carotide interne.

1° Anévrysmes artériels.

Nous n'avons en vue que les anévrysme extra-craniens de la carotide interne. Ils remplissent l'espace maxillo-pharyngien et tendent à faire saillie dans la paroi latérale du pharynx, où on les a quelquefois ouverts comme abcès.

Leur seul traitement consiste dans la ligature de la carotide primitive, qui, sur 7 cas, n'a donné qu'un seul succès.

2° Anévrysmes artério-veineux.

Leur évolution est d'ordinaire bénigne et il faut s'abstenir; pourtant, dit L. Le Fort[2], s'il survenait des accidents, on pourrait tenter la ligature de la carotide primitive, puisque ce traitement a réussi contre les anévrysmes intra-craniens de la carotide interne.

1. P. Delbet, *Loco citato*, p. 264.
2. L. Le Fort, *Dict. ency. d. sc. méd.*, art. Carotides, Paris 1876, 3e série, t. XII, p. 674.

IV. — ANÉVRYSMES DU TRONC BRACHIO-CÉPHALIQUE.

Ils sont tous artériels. Le traitement médical peut être tenté; dans un cas nous avons eu un très bon résultat par l'emploi combiné de la glace sur la tumeur et de l'iodure de potassium à l'intérieur (F. Terrier).

Les injections coagulantes et la galvanopuncture sont à rejeter, car elles exposent à l'embolie cérébrale.

La méthode d'Anel, malgré quelques tentatives rapportées par L. Le Fort[1] (Key, Porter, Post), est impraticable. La méthode de Brasdor reste donc seule possible; elle comprend plusieurs procédés. La ligature de la sous-clavière a donné d'assez bons résultats (opératoires du moins), si l'on en croit L. Le Fort : sur 3 cas, il y a eu 3 succès. Walther[2] a réuni 25 cas de ligature de la carotide primitive, qui lui ont donné 21 morts, 2 améliorations et 2 guérisons.

Sur 35 cas de ligature simultanée de la carotide primitive et de la sous-clavière, il y a eu 14 guérisons, soit 40 p. 100; ce semble bien être la méthode de choix quand le traitement médical par l'iodure de potassium a échoué.

1. L. Le Fort, *Dict. ency. d. sc. méd.*, art. Brachio-céphalique, Paris, 1876, 3e série, t. X, p. 463.

2. Walther, *Trait. de chir. de S. Duplay et P. Reclus*, Paris, 1891, t. V, p. 749.

V. — Anévrysmes de la sous-clavière.

1° Anévrysmes artériels.

Le traitement médical par l'iodure de potassium a donné des succès, notamment à Milne[1]. La compression directe est difficile à appliquer. La compression indirecte, impossible au-dessus du sac, est insuffisante au-dessous.

La galvanopuncture, les injections coagulantes sont dangereuses et doivent être rejetées; il en est de même de la malaxation.

La ligature par la méthode d'Anel est variable suivant le siège de l'anévrysme : quand il est situé en dedans des scalènes, on est obligé d'avoir recours à la ligature du tronc brachio-céphalique qui donne des résultats déplorables, puisque sur 13 cas L. Le Fort[2] a noté 12 morts.

Quand l'anévrysme est en dehors des scalènes, on peut lier la sous-clavière soit en dedans, soit entre ces muscles, soit même en dehors d'eux. Sur 20 cas de ligature en dedans des scalènes, il y a eu 10 morts; au contraire, sur 10 cas de ligature en dehors d'eux rapportés par Poinsot[3], il y eut 4 guérisons.

La méthode de Brasdor consiste à faire, suivant le siège de l'anévrysme, la ligature de la

1. Milne, *Lancet*, London, 1882, t. II, p. 50.

2. Malgaigne et L. Le Fort, *Manuel de médecine opératoire*, 9e éd., Paris, 1888, t. I, p. 347.

3. Poinsot, *Dict. de méd. et chir. prat.*, art. Sous-Clavière, t. XXXIII, p. 411.

sous-clavière ou de l'axillaire, opération qui d'ailleurs semble amener peu d'amélioration.

Certains chirurgiens ont pratiqué la désarticulation de l'épaule, espérant que la suppression du membre amènerait la diminution de la tumeur : il n'en a rien été (Holden[1], Heat[2], W. Rose[3]).

En somme, le traitement chirurgical donne de bien mauvais résultats; et, à moins d'accidents menaçants, il faut s'en tenir aux moyens médicaux.

2° Anévrysmes artério-veineux.

Ils sont rares; d'ailleurs le chirurgien doit toujours s'abstenir, étant donné l'évolution bénigne de la maladie.

1. Holden, *St. Barth. Hosp. Rep.*, London, 1877, t. XIII, p. 229.
2. Heat, *Lancet*, London, 1880, t. I, p. 168.
3. W. Rose, *Brit. med. Journ.*, London, 1880, t. I, p. 929.

CHAPITRE III

CHIRURGIE DES VEINES ET DES GANGLIONS LYMPHATIQUES DU COU

I. — Opérations sur les jugulaires.

1° Considérations anatomiques.

Les veines du cou, dont les troncs principaux portent le nom de jugulaires, font partie du territoire cave supérieur. Elles ont été, dans ces dernières années, étudiées par Sébileau[1] et Launay[2], qui ont montré que le système des veines du cou était, malgré ses divergences apparentes, calqué sur le système artériel carotidien; nous n'insisterons pas sur ces données nouvelles, importantes sans doute au point de vue de l'anatomie comparée, mais sans grand intérêt pour le chirurgien.

Les veines du cou se divisent en deux groupes : l'un postérieur, peu intéressant, l'autre antérieur.

Les veines postérieures, étagées en plusieurs plans entre les muscles de la nuque, viennent se jeter dans les jugulaires postérieures, affluents

1. Sébileau, *Démonstrations d'anatomie*, Paris, 1892, p. 91, 92, 95, 129, 217.

2. Launay, *Veines jugulaires et artères carotides.* Thèse de Paris, 1896.

des troncs veineux brachio-céphaliques : on n'a jamais fait d'opérations sur elles.

Les veines antérieures, beaucoup plus importantes, se réunissent en trois troncs pairs et symétriques : la *jugulaire antérieure*, susceptible d'être blessée au cours de la trachéotomie et de la thyroïdectomie ; la *jugulaire externe*, sur laquelle les anciens pratiquaient la saignée ; enfin, la *jugulaire interne*, volumineuse, satellite de la carotide, pouvant être blessée au cours de la ligature de cette artère et de l'extirpation de certaines tumeurs du cou.

Le chirurgien peut être appelé à intervenir sur cette jugulaire interne pour en faire soit la *suture*, en cas de plaie, soit la *ligature*.

2° Compression.

On a fait successivement, pour arrêter les hémorrhagies de la jugulaire interne, la compression, la ligature, la suture et la forcipressure.

La *compression directe*, digitale ou avec un pansement compressif, peut réussir ; mais elle n'est pas toujours supportée. Tous les auteurs citent le cas de Botal qui, pour une plaie du cou, fit comprimer avec succès pendant quarante-huit heures consécutives la jugulaire interne de Guillaume, prince d'Orange. C'était par peur de la ligature, susceptible d'amener la suppuration de la plaie, la phlébite et l'infection purulente, que l'on avait recours à la compression.

Mais on s'aperçut que ces terribles accidents n'étaient pas toujours évités, ce qui n'a rien d'étonnant, puisqu'on mettait en contact prolongé avec les vaisseaux du cou les doigts ou des instruments malpropres.

Aussi quelques chirurgiens proposèrent nettement la ligature : c'est ce que fit Travers dès 1818.

3° Ligature.

La ligature est *latérale* ou *totale:* latérale, elle s'applique sur une partie seulement de la paroi vasculaire, ce qui constitue un réel avantage, car elle n'arrête pas le cours du sang et empêche la formation d'une thrombose; totale, elle est exécutée circulairement autour de la veine, comme une ligature d'artère.

A. Ligature latérale. — C'est elle qui a été préconisée d'abord par Travers, puis par Guthrie en Angleterre et Roux en France. L'opération tomba bientôt dans le discrédit à la suite des travaux de Fischer et Blasius[1] qui, sur un total de 13 cas, notèrent 10 décès. L'opération fut également condamnée par L. Le Fort[2].

Elle fut réhabilitée par les travaux de Kadazki[3] Marquardt[4] L. S. Pilcher[5], qui publia 8 cas suivis

1. Blasius, *Ueber seitliche Venenligatur*, Halle, in-8°, 1871.
2. Malgaigne et L. Le Fort, *Manuel de médecine opératoire*, 9e éd., Paris, 1888, t. I, p. 239.
3. Kadazki, *Centr. f. Chir.*, Leipzig, 1874, p. 25.
4. Marquardt, *Deutsch. milit. Zeit.*, Berlin, 1879, t. VIII, p. 514.
5. L.-S. Pilcher, *Ann. of. an. and surg.*, Brooklyn, 1883, t. VIII, p. 51.

de 8 succès; Brachet[1] a montré qu'on pouvait faire la ligature latérale sans suppuration et avec de très bons résultats. On peut même suturer par-dessus la plaie tégumentaire et avoir une réunion par première intention.

Les faits heureux, récemment publiés par Frazer[2] et Turazza[3], viennent encore plaider en faveur de cette opération. Pourtant, elle ne saurait convenir que dans certaines circonstances, notamment lors de plaies produites par l'arrachement de petites veinules collatérales au cours de l'ablation de tumeurs du cou, ou encore dans les piqûres de cette veine.

B. Ligature totale. — Elle est généralement préférée; elle a été étudiée au milieu du siècle par S. D. Gross (de Philadelphie[4]), qui rapporte 43 observations avec 4 décès seulement. Plus récemment, Woodman[5] et d'autres ont obtenu des succès, et Vaudey[6] dans sa thèse a pu rapporter 12 cas avec 2 morts.

On avait abandonné cette opération parce qu'on redoutait l'infection de la plaie et les hémorrhagies secondaires. Aujourd'hui l'infection peut être écartée, et par suite les hémorrhagies dues à la chute des fils envahis par la suppu-

1. Brachet, *Traitement des plaies latérales des grosses veines.* Thèse de Bordeaux, 1895.

2. Frazer, *Lancet*, London, 1893, p. 1189.

3. Turazza, *Rif. Med.*, Naples, 1894, t. X, p. 662-665.

4. S.-D. Gross, *The Am. journ. of. med. sc.*, Philadelphia, 1848, n. s., t. XV, p. 355.

5. Woodman, *Brit. med. journ.*, London, 1873, t. II, p. 459.

6. Vaudey, *Plaies et ligatures de la veine jugulaire interne.* Thèse de Paris, 1890.

ration. D'ailleurs, les vétérinaires on fait depuis longtemps cette ligature chez le cheval, sans avoir d'accidents trop sérieux.

La question des troubles encéphaliques consécutifs a été jugée par Dussautour[1]. Sur 32 observations cet auteur a relevé deux fois un léger œdème de la face avec céphalalgie persistante quoique peu intense, et une fois une hémiplégie incomplète et passagère.

D'ailleurs Nicaise, Sappey, Walther ont montré que les anastomoses veineuses étaient suffisantes pour qu'on puisse lier sans crainte la jugulaire interne.

Le *manuel opératoire* de la ligature est des plus simples, qu'elle soit totale ou latérale. Cette dernière peut être exécutée au catgut ou mieux à la soie, qui permet de serrer plus facilement. Par-dessus on réunit les parties molles, de façon à constituer un soutien à la veine sous-jacente.

La ligature totale se fait comme celle de la carotide primitive; mais la dénudation n'a pas besoin d'être complète. On utilisera de préférence la soie, plus facile à stériliser que le catgut.

Parfois on a pratiqué la ligature après *résection des veines*, plus particulièrement au voisinage du golfe de la jugulaire interne, pour les phlébites du sinus latéral. Après ligature de la veine au-dessus et au-dessous du point malade, on en fait le curettage : c'est là d'ailleurs une pratique empruntée encore aux vétérinaires qui, depuis long-

1. Dussautour, *Plaies de la veine jugulaire interne*. Thèse de Paris, 1873.

temps, lient les phlébites suppurées après les phlébotomies de l'encolure du cheval.

4° Suture.

La suture des veines est une opération toute moderne ; le premier fait connu, dû à Lister (veine axillaire), fut rapporté par J. Lucas-Championnière[1]. Les cas suivants appartiennent à Schede[2], Czerny cité par Pilcher, Kay[3], Ricard[4], etc. Brachet (de Bordeaux) a résumé dans sa thèse cet important chapitre de médecine opératoire. Les faits de Kay et de Ricard ont trait à des plaies opératoires au cours de l'extirpation de tumeurs du cou.

D'après les expériences de von Horoch sur la fémorale et la jugulaire, quand on fait la suture d'un gros tronc veineux on n'en diminue pas notablement le calibre. La suture longitudinale rétrécit moins encore que la transversale ; dans les deux cas, le sang continue à circuler comme dans un vaisseau intact.

La suture des veines en général et de la jugulaire interne en particulier peut être faite par un surjet continu, suivant la pratique de von Horoch[5] et Mayr[6] ; Ricard cependant a utilisé la

1. J. Lucas-Championnière, *Chirurgie antiseptique*, Paris, 1880, p. 223.

2. Schede, *Arch. f. klin. Chir.*, Berlin, 1892, t. XLIII, p. 338.

3. Kay, *Ueber die Veinennaht*. Thèse de Kiel, 1895.

4. Ricard, *Congr. franç. de chir.*, Paris, 1895, p. 800.

5. Von Horoch, *Allg. Vien. med. Zeit.*, 1888, p. 22, 339, 351, etc.

6. Mayr, *Ueber die Venennaht*. Thèse d'Erlangen, 1890.

suture à points séparés. On devra préférer le surjet, que l'on fera avec de petites aiguilles courbes et rondes, pour éviter la sortie du sang. On a essayé de suturer séparément les différentes tuniques de la veine, ce qui est loin d'être facile (Mayr) et tout à fait inutile (Schede). L'important est d'avoir un solide affrontement des parties molles; soutenue par les téguments, la réunion pratiquée sur la veine tient parfaitement.

5° Forcipressure.

La forcipressure se fait à l'aide de pinces à pression ordinaires; elle a été étudiée par H. Schmid[1] et Niebergall[2]. Cette manière de faire présente de grands inconvénients : en laissant au milieu des tissus des corps étrangers, on facilite la contamination de la plaie, et l'on sait que dans ces cas la suppuration mène facilement aux hémorrhagies secondaires.

6° Saignée.

Cette opération, aujourd'hui délaissée, se pratiquait autrefois sur les *jugulaires externe* et *antérieure.* Chez les animaux, c'est la jugulaire interne que l'on saigne à l'aide d'un instrument appelé *flamme;* et, en médecine vétérinaire, cette saignée est encore employée de nos jours.

Rappelons en deux mots l'anatomie : la jugulaire externe va du creux parotidien au creux

1. H. Schmid, *Berl. klin. Woch.*, 1888, t. XXIV, p. 339.
2. Niebergall, *Deut. Zeit. f. Chir.*, 1891, t. XXXIII, p. 540.

sus-claviculaire, croisant obliquement le sterno-mastoïdien et passant entre le peaucier et l'aponévrose cervicale ; au-dessus d'elle se rencontrent quelques filets du plexus cervical superficiel, sans grande importance d'ailleurs.

Quant à la jugulaire antérieure, née des veines de la face, elle occupe d'abord la partie antérieure du cou, pour se jeter ensuite dans la jugulaire interne au niveau du cartilage thyroïde, quelquefois un peu plus bas, ce qui lui donne alors un trajet plus vertical que transversal.

D'ordinaire on faisait la saignée de la jugulaire externe et pour cela il fallait une ou deux petites bandes, une cravate, une compresse carrée, une compresse graduée, une gouttière métallique qu'on remplaçait souvent par une carte à jouer, et qui servait à diriger le sang dans un réservoir; enfin les objets nécessaires à toute saignée, soit la lancette.

On commençait par comprimer la jugulaire dans le creux sus-claviculaire. Pour cela on se servait soit d'un cachet garni d'une pelote, soit d'une bande placée sur une compresse graduée, soit d'un lien circulaire; parfois, on recourait simplement au doigt d'un aide qui appuyait sur le vaisseau à l'endroit le plus favorable.

La tête étant légèrement inclinée du côté opposé, on saignait un peu au-dessous de la partie moyenne. L'incision de la lancette devait être perpendiculaire aux fibres du peaucier et transversale, de manière à obtenir une plaie béante ; il fallait, pour réussir, inciser plus largement et plus profondément qu'au bras. Le sang coulait tantôt en jet et tantôt en bavant; pour faciliter sa sortie, on faisait exécuter quelques mouvements de mastication au malade. Pour l'arrêter, on plaçait le doigt sur la plaie et on s'efforçait de détruire le parallélisme des incisions veineuse et cutanée, en même temps qu'on cessait la compression au-dessous de la saignée.

Le pansement consistait en une petite compresse carrée qu'on plaçait sur la plaie, où elle était fixée à l'aide d'une bande passant sous l'aisselle du côté opposé. D'autres fois, on se contentait d'un morceau de taffetas d'Angleterre humecté avec de la salive.

Tout cela n'était ni très propre, ni très chirurgical; aussi, observait-on parfois des accidents formidables, tels que l'entrée de l'air dans les veines, la phlébite, le phlegmon du cou.

On abandonna donc de bonne heure cette opération, qui n'a plus désormais qu'un intérêt historique.

II. — Extirpation des ganglions lymphatiques du cou.

Il s'agit presque toujours de ganglions tuberculeux carotidiens ou sous-maxillaires.

Si les téguments sont altérés par des fistules ou par des adhérences inflammatoires, il faut, suivant le conseil de R. Petit[1], inciser là où il y a des lésions.

1. R. Petit, *De la tuberculose des ganglions du cou.* Thèse de Paris, 1897, p. 94 et suiv.

Quand les téguments sont sains, le siège de l'incision varie avec chaque cas : pour éviter une cicatrice visible, Dollinger[1] a conseillé de la commencer en arrière du pavillon de l'oreille et de la continuer transversalement vers la nuque, en passant à un centimètre au-dessous de la racine des cheveux. Par cette voie on peut arriver sans doute à énucléer tous les ganglions du cou ; mais on opère à l'aveugle et on risque de léser des vaisseaux et des nerfs importants.

On doit avoir recours à une incision horizontale pour les ganglions sous-maxillaires, à une verticale, pré ou rétro-sterno-mastoïdienne, pour les ganglions carotidiens. S'il y a plusieurs paquets, il ne faut pas hésiter à recourber l'incision en L ou en T : l'important est de ne pas être gêné quand on manœuvre dans la profondeur. La section transversale du sterno-mastoïdien, suivie de sa suture, peut être sans inconvénient, mais on doit, autant que possible, l'éviter.

Une fois arrivé sur les ganglions, le chirurgien abandonne les instruments tranchants et agit avec les doigts, la sonde cannelée, une spatule, des ciseaux mousses fermés. Quand des brides fibreuses se présentent, elles sont sectionnées prudemment, sous le contrôle de la vue.

Les ganglions, étant réunis les uns aux autres par des vaisseaux lymphatiques, forment une sorte de chapelet qui peut être enlevé en masse : la traction, sur ceux qui sont déjà énucléés,

1. Dollinger, *Centralb. f. Chirurgie*, 1894, p. 845.

dégage ceux qui sont encore enfouis dans la profondeur. C'est la veine jugulaire interne qui risque le plus d'être blessée ; si une plaie petite était faite, on la traiterait par la suture.

L'isolement de la branche externe du spinal et des nerfs du plexus cervical est beaucoup plus facile.

Après l'extirpation, le nombre des ligatures à faire est généralement petit, surtout si l'on a évité d'employer le bistouri. Il est important de ne pas toucher le fond de la plaie avec une solution de chlorure de zinc au dixième, comme cela se pratique trop souvent pour les lésions tuberculeuses ; des expériences sur les animaux ont montré à Manson[1] que cette manière de faire n'est pas sans danger ; elle peut amener des eschares des parois veineuses, dont la chute serait suivie d'hémorrhagies secondaires.

La réunion immédiate sans drainage s'impose toutes les fois que les ganglions ne sont pas fistuleux et suppurés.

Les complications consécutives à l'extirpation des ganglions du cou sont rares : la blessure des vaisseaux et des nerfs est assez exceptionnelle.

Le chirurgien peut être appelé à enlever des ganglions cancéreux, mais c'est le plus souvent le complément d'une autre opération (cancer des lèvres, de la langue, du plancher de la bouche, du pharynx, etc.) ; la principale indication de

1. Manson, *Traitement des adénopathies tuberculeuses par l'extirpation*. Thèse de Paris, 1895, p. 43.

l'extirpation est la tuberculose et on peut dire que c'est aujourd'hui le traitement de choix; les moyens médicaux, et en particulier les injections interstitielles, sont heureusement de plus en plus abandonnés.

CHAPITRE IV

CHIRURGIE DES MUSCLES ET DES NERFS DU COU

I. — Torticolis par rétraction. Ténotomie du sterno-mastoïdien.

1° Aperçu historique.

D'après le professeur F. Guyon[1], le plus ancien exemple de section du sterno-mastoïdien appartient à Tulpius. C'est l'extrémité inférieure du muscle qui était divisée tout entière au-dessus de la clavicule, et l'opération se faisait à ciel ouvert, à travers une large plaie pratiquée aux téguments ; si quelques chirurgiens avaient recours aux caustiques pour la découverte du muscle, Tulpius déconseillait leur emploi.

Cette méthode fut exclusivement utilisée jusqu'en 1821, époque à laquelle Dupuytren fit la section *sous-cutanée* avec un bistouri boutonné, introduit par une ponction à la partie inférieure et interne du sterno-mastoïdien.

La ténotomie sous-cutanée avait pour but d'éviter les accidents infectieux consécutifs à l'opération à ciel ouvert. Elle fut préconisée par Bouvier, J. Guérin, Bonnet (de Lyon), qui fit porter la

1. F. Guyon, *Dict. encycl. des sc. méd.*, 3e série, t. XVII, p. 689.

section sur le corps même du muscle, Stromeyer sur le trapèze, Dieffenbach sur le peaucier.

Après être restée longtemps la méthode classique de traitement du torticolis par rétraction, la ténotomie sous-cutanée vient d'être de nouveau détrônée, en partie du moins, par la vieille opération à ciel ouvert, devenue désormais inoffensive, grâce aux progrès de la chirurgie moderne.

Une discussion importante, à la Société de Chirurgie de Paris, en 1890, les travaux de Gross (de Nancy), Kocher, Volkmann, Mikulicz, Lorenz, etc., ont contribué à perfectionner la ténotomie à ciel ouvert et en ont posé les indications.

2° Manuel opératoire.

A. Ténotomie sous-cutanée. — Si elle doit porter sur le *faisceau sternal*, ce qui est le cas le plus fréquent, on commence par le faire saillir en inclinant la tête du côté opposé et par reconnaître la situation des veines jugulaires antérieure et externe; puis, on fait, au côté externe du tendon, à vingt millimètres du sternum, un pli vertical à travers lequel on introduit un ténotome pointu. Quant à la section du muscle, elle s'effectue d'avant en arrière, en agissant lentement; dès qu'elle est complète, le chirurgien en est averti par un bruit spécial et par le redressement de la tête. On retire le ténotome et on fait l'occlusion de la petite plaie au collodion.

Il est plus prudent de ponctionner les téguments au ténotome pointu, et de terminer l'opération au ténotome mousse.

La section d'arrière en avant s'exécute de même, mais on glisse le ténotome derrière le muscle.

La ténotomie du *faisceau claviculaire* (fig. 96) se fait à travers une boutonnière pratiquée dans

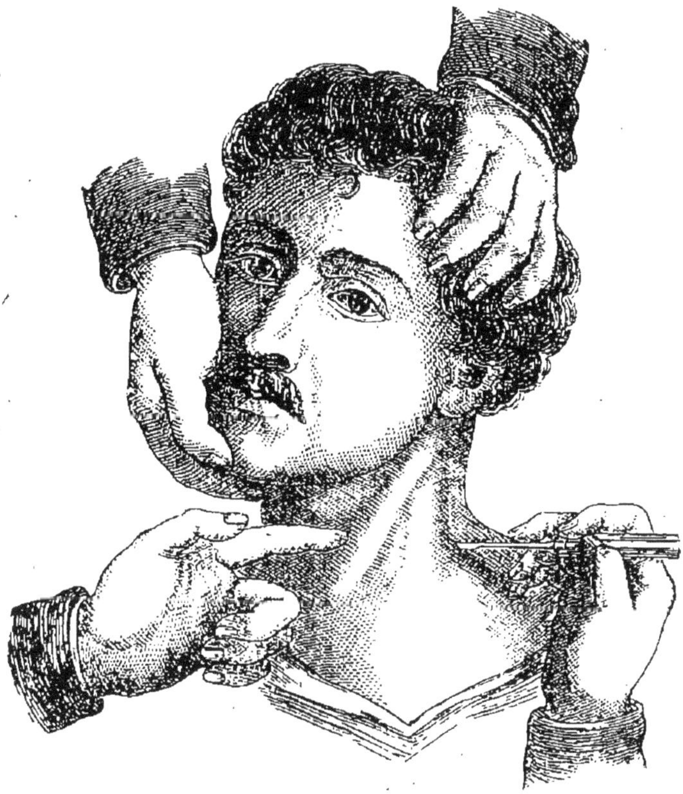

Fig. 96. — Section simultanée des deux faisceaux du sterno-mastoïdien.

le creux sus-claviculaire. Si l'on veut couper le muscle tout entier, on agit un peu plus haut, car à ce niveau il est moins large et les vaisseaux plus éloignés.

B. Ténotomie à ciel ouvert. — On a abordé le

sterno-mastoïdien par des incisions fort variables et également bonnes : la plus employée est une horizontale située à un travers de doigt au-dessus de la clavicule et d'étendue suffisante pour découvrir facilement le muscle.

Volkmann a eu recours à une incision longitudinale, faite le long du bord interne du sterno-mastoïdien et dont les lèvres sont ensuite écartées. Lorenz préfère une verticale placée entre les deux chefs du muscle.

L'opération doit être faite lentement, en évitant de blesser les organes de la région et en particulier les veines. La réunion par première intention est de rigueur; la suture sera soignée, pour avoir une cicatrice aussi peu apparente que possible.

Certains chirurgiens ont cherché à faire mieux que la simple ténotomie; c'est ainsi que Volkmann[1] a excisé toute la portion indurée du muscle, à laquelle il donne le nom de callosité, et que Mickulicz[2] a pratiqué l'extirpation totale du sterno-mastoïdien.

3° Indications. Traitement consécutif.

La ténotomie est l'opération de choix, qui doit être faite d'emblée dans le torticolis ancien et trouve son indication dans le torticolis récent, quand le massage, l'électrisation, les appareils ont échoué. C'est une intervention bénigne et

1. Volkmann, *Centralb. f. Chir.*, Leipz., 1885, p. 233.
2. Mikulicz, *Centralb. f. Chir.*, Leipz., 1895, n° 1.

dont les complications ne sont plus à redouter aujourd'hui.

Quant au procédé à employer, il est difficile de formuler une opinion absolue, les uns préférant la ténotomie à ciel ouvert, les autres la sous-cutanée : la première donne une sécurité plus grande, la seconde a l'avantage d'éviter la cicatrice.

On commence d'ordinaire par sectionner le faisceau sternal; et, si le faisceau claviculaire empêche le redressement de la tête, on le coupe à son tour. Quelques chirurgiens, nous l'avons vu, ont porté leur action sur d'autres muscles. Kocher[1] ajoute à la section du sterno-mastoïdien celle des muscles cervicaux (portion occipitale du trapèze, splénius, grand et petit complexus). Quelquefois, la ténotomie ne suffit pas à permettre la réduction : cela tient, dit Lorenz[2], à ce que le torticolis est le plus souvent une scoliose cervicale myopathique. Il se fait une courbure de compensation sous-occipitale qu'il faut redresser sous le chloroforme, à l'aide de manœuvres spéciales décrites par l'auteur et qui exigent parfois plus d'une demi-heure de manipulations.

Quel que soit le procédé de ténotomie auquel on ait recours, on doit appliquer de suite un appareil pour maintenir la réduction.

Les appareils de Sayre, de Kirmisson, de Redard se composent essentiellement d'un tube

1. Kocher, *Semaine médicale*, Paris, 1896, p. 407.
2. Lorenz, *Centralb. f. Chir.*, Leipz., 1895, 2 févr.

élastique, prenant point d'appui sur le thorax et exerçant une traction sur la tête[1]. On trouvera, dans le livre récent de Redard[2], la description des nombreux appareils à traction employés dans le torticolis. On peut encore appliquer l'extension continue.

Ces deux méthodes seront continuées un temps suffisant et aidées de massages et d'électrisation.

II. — Torticolis spasmodique. Résection du spinal.

1° Historique. Notions anatomiques.

La résection du spinal semble avoir été faite pour la première fois par Bujalsky[3], en 1834, puis par Morgan, Annandale, Rivington, etc.

En France, le premier cas appartient à P. Tillaux[4], qui fut bientôt imité par O. Terrillon et Schwartz[5].

C'est toujours, bien entendu, sur la branche externe du *spinal* que les opérations ont porté. Cette branche se sépare du tronc au niveau du trou déchiré postérieur et se dirige en bas, en arrière et en dehors, peu distante de l'apophyse

1. S. Duplay et P. Reclus, *Traité de chirurgie*, Paris, 1891, t. V, fig. 162, 163.
2. Redard, *Le torticolis et son traitement*, Paris, 1898, p. 173 et suiv.
3. Bujalsky, *Journal de chirurgie*, Paris, 1835, p. 335.
4. Tillaux, *Bull. de l'Acad. de méd.*, Paris, 1882, p. 84.
5. Schwartz, *Bull. et Mém. de la Soc. de chir.*, Paris, 1886, t. XII, p. 809.

transverse de l'atlas. Elle passe entre l'artère carotide et la jugulaire interne, puis entre cette veine et l'artère occipitale, recouverte par les muscles stylo-hyoïdiens et digastrique, longeant la glande parotide. Arrivée au niveau du tiers supérieur du sterno-mastoïdien, elle en traverse la moitié postérieure, lui abandonne un certain nombre de filets musculaires, parcourt le creux sus-claviculaire entre le splénius et le peaucier, pour s'engager sous le trapèze, dans lequel elle se termine. Elle peut être abordée par deux voies, soit en arrière, soit en avant du sterno-mastoïdien.

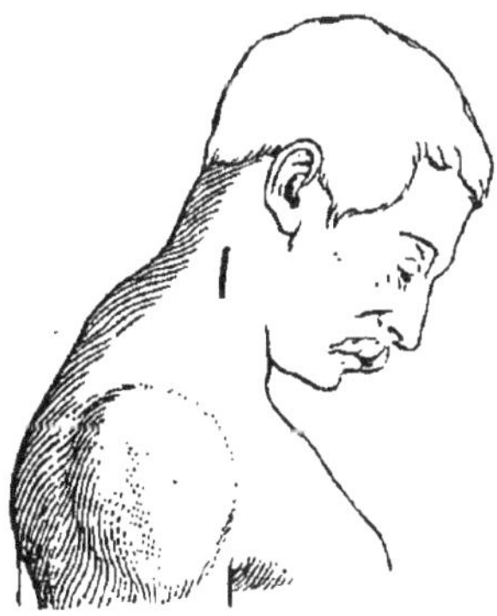

FIG. 97. — Incision rétro-mastoïdienne pour la découverte de la branche externe du spinal (Chipault).

2° Voie rétro-mastoïdienne.

Tillaux recommande de faire, le long du bord postérieur du sterno-mastoïdien, une incision de 6 centimètres, comprise entre deux horizontales passant l'une par l'angle de la mâchoire, l'autre par le bord supérieur du cartilage thyroïde. Après avoir divisé la peau, la couche sous-cutanée, le peaucier et la gaine du sterno-mastoïdien, on va sectionner le nerf le plus haut possible.

Chipault (fig. 97) fait, le long du bord postérieur du muscle et à un demi-centimètre en arrière de lui, une incision de quatre travers de doigt, dont le milieu doit correspondre à l'union du tiers supérieur et du tiers moyen du sterno-mastoïdien. On ne coupe d'abord que la peau, pour éviter les nerfs et les veines sous-cutanées; puis, on divise prudemment le peaucier et l'aponévrose superficielle. On reconnaît alors le rameau trapézien du spinal qui se montre sous le bord postérieur du sterno-mastoïdien; on le suit jusqu'au point, situé parfois très haut et très en avant, où il émet les filets destinés à ce dernier muscle : c'est au delà de ce point qu'est la vraie branche externe du spinal, celle qu'il faut réséquer. Pratiquée en deçà, l'opération ne saurait agir que sur le trapèze.

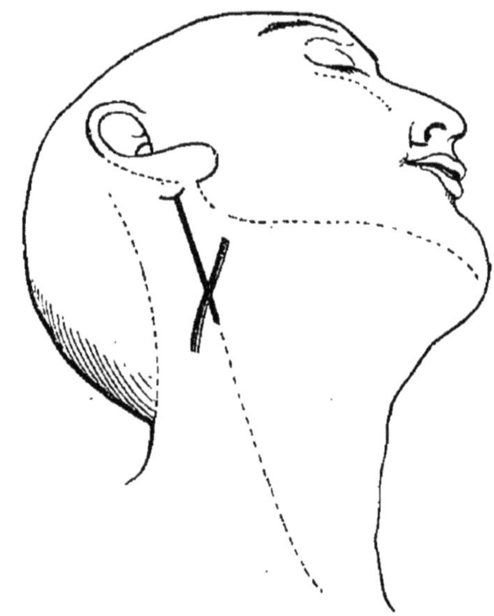

Fig. 98. — Incision pré-mastoïdienne pour la découverte de la branche trapézo-mastoïdienne du spinal (Chipault).

3° Voie pré-mastoïdienne.

A partir de la pointe de la mastoïde[1] (fig. 98),

1. Chipault, *Chirurgie opératoire du système nerveux*, Paris, 1895, t. II, p. 290.

longeant le bord antérieur du muscle, on fait une incision de 5 centimètres ménageant la veine jugulaire externe; si l'on rencontre les lobules postérieurs de la parotide, ils sont réclinés en avant. A travers l'aponévrose, on sent l'apophyse transverse de l'atlas, immédiatement au-dessous et en avant de laquelle se trouve le nerf accompagné par l'artère occipitale. C'est à ce niveau qu'on doit ponctionner la gaine aponévrotique et la diviser sur la sonde cannelée, le long du bord antérieur du muscle. Le nerf se trouve dans un espace limité par le tubercule de l'apophyse transverse, le ventre postérieur du digastrique, le sterno-mastoïdien et passe sur la veine jugulaire interne. Parfois il se trouve en dedans de la veine et doit être recherché un peu plus profondément.

Cette voie pré-mastoïdienne est la plus simple et la plus sûre : elle permet de réséquer le nerf sur une assez grande étendue.

Le torticolis spasmodique peut être traité au début par l'électricité; quand cette méthode échoue, le chirurgien doit avoir recours à la résection du spinal, bien supérieure à la simple névrotomie : c'est l'opération de choix.

Sur 11 cas réunis par Walther[1], il y a eu 7 succès et 4 améliorations.

1. Walther, *Trait. de chir., de S. Duplay et P. Reclus*, Paris, 1891, t. V, p. 727.

III. — Découverte et résection des nerfs cervicaux.

1° Branches superficielles du plexus cervical.

Elles sont au nombre de cinq : transverse, auriculaire, mastoïdienne, sus-claviculaire et sus-acromiale. Elles émergent sous le bord postérieur du sterno-mastoïdien, qui est le meilleur point de repère pour arriver sur elles.

Les couches à diviser sont : la peau, le peaucier, le tissu cellulaire et la lame aponévrotique qui enveloppe le muscle sterno-mastoïdien. Le seul écueil est la veine jugulaire externe, qui sera sectionnée entre deux ligatures si elle est rencontrée.

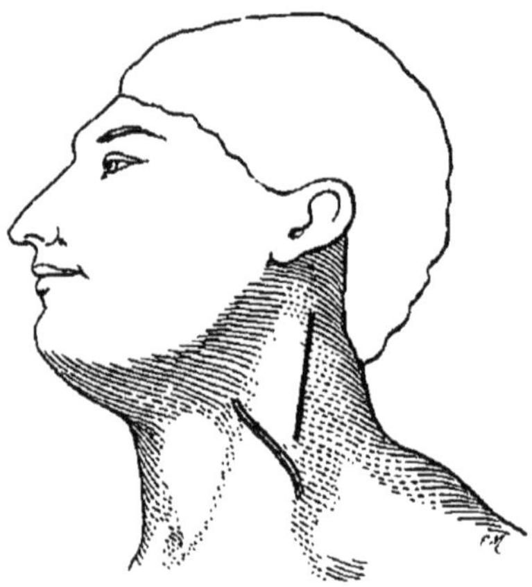

Fig. 99. — Incision pour la découverte des branches superficielles du plexus cervical (Chipault).

L'incision aura 5 centimètres (fig. 99), remontant vers la partie supérieure du muscle, après avoir commencé un peu au-dessous de son milieu.

Une fois les nerfs découverts, on en fait soit l'élongation, soit la résection, ce qui est préférable.

Cette opération est d'ordinaire dirigée contre les névralgies.

2° Branches profondes du plexus cervical.

C'est surtout les branches musculaires destinées au sterno-mastoïdien et au trapèze qui ont été découvertes et réséquées dans le torticolis spasmodique[1].

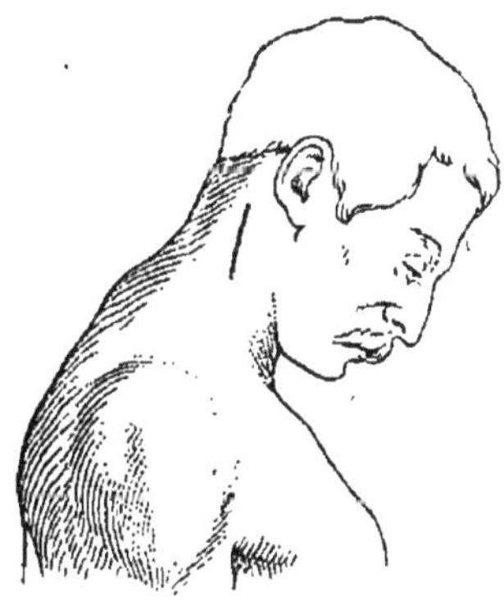

Fig. 100. — Incision pour la découverte des branches profondes du plexus cervical (Chipault).

Létiévant, en 1873, a décrit cette opération : on fait une incision suivant la direction du bord postérieur du sterno-mastoïdien et dans son tiers supérieur (fig. 100). Après avoir divisé la peau, le peaucier, le tissu sous-cutané et l'aponévrose, on va à la recherche des apophyses transverses des deuxième et troisième vertèbres cervicales. C'est à ce niveau qu'émergent le nerf du trapèze d'un tronc isolé et le nerf du sterno-mastoïdien d'un tronc commun aux branches auriculaire et cervicale transverse. On peut poursuivre ces nerfs jusque dans leurs muscles respectifs et les réséquer sur l'étendue jugée nécessaire.

1. Létiévant, *Traité des sections nerveuses*, Paris, 1873, p. 499.

3° Branches postérieures des nerfs cervicaux.

A. Procédé de W.-W. Keen[1]. — Il permet de découvrir les branches postérieures des deux ou trois premières paires cervicales. On fait une incision transversale (fig. 101) à un demi-pouce au-dessous du lobule de l'oreille, à partir de la ligne médiane postérieure. On divise transversalement le trapèze et on ne tarde pas à trouver, dans la partie supérieure de la plaie, le grand nerf sous-occipital qui a le volume d'un gros catgut. On coupe alors le complexus et l'on tombe à l'origine de la branche postérieure du deuxième nerf cervical. On reconnaît ensuite le petit triangle formé par les deux muscles obliques et le grand droit postérieur : c'est dans son aire que se trouve la branche postérieure de la première paire cervicale, et un peu plus bas celle de la troisième.

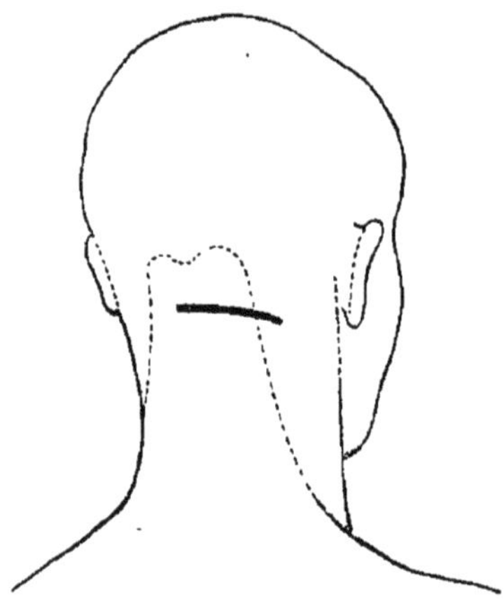

Fig. 101. — Incision de Keen pour la découverte des branches postérieures des premières paires cervicales.

Powers, Noble-Smith, Gardner ont inventé des procédés spéciaux, pour la description desquels nous renvoyons au livre de Chipault[2].

1. W.-W. Keen, *Ann. of Surg.*, 1886, t. II, p. 1.
2. Chipault, *Chirurgie opératoire du système nerveux*, Paris, 1895, t. II, p. 297.

B. Procédé de Létiévant[1]. — Il a pour but de découvrir le grand nerf occipital et de le réséquer dans le cas de névralgie. Les couches à traverser sont : la peau, unie au trapèze par un tissu cellulaire dense, le trapèze avec son double feuillet aponévrotique, enfin l'aponévrose du complexus.

On fait une incision verticale de 3 centimètres, partant à 15 millimètres au-dessous de la ligne courbe occipitale supérieure et à 15 millimètres en dehors de la gouttière de la nuque. Une fois les couches précitées divisées, le nerf apparaît contre le complexus, sous forme d'une traînée blanche verticale.

IV. — Découverte et résection du sympathique cervical.

La résection a porté sur le ganglion cervical supérieur, le ganglion moyen ou la totalité du cordon nerveux et elle a été pratiquée le plus souvent des deux côtés à la fois.

C'est Alexander[2] qui fit le premier la résection bilatérale et complète du ganglion cervical supérieur, par une incision commencée au niveau de la pointe de la mastoïde et continuée verticalement sur une étendue de trois pouces, en évitant de blesser en bas la veine jugulaire externe. On décolle ou on divise les fibres du sterno-mastoïdien, jusqu'à ce que l'on arrive

1. Létiévant, *Loco citato*, p. 501.
2. Alexander, *The treatment of epilepsy*, Édinburg, 1889.

sur un plan aponévrotique dense, que l'on effondre avec les doigts ou la sonde cannelée : le grand danger est la blessure de la veine jugulaire interne que l'on peut traiter par la ligature, ou mieux par la suture.

Lorsqu'on a découvert cette jugulaire, il suffit de la récliner en dedans et en haut pour apercevoir la carotide primitive, derrière laquelle est le tronc du pneumogastrique et le ganglion cervical supérieur presque toujours visible.

On sectionne, aux ciseaux, le cordon qui va au ganglion moyen, on le saisit avec une pince et on le libère de bas en haut en coupant, à mesure qu'ils se présentent, les filets qui l'unissent aux organes voisins. On arrive peu à peu à une libération complète, qui est terminée par un coup de ciseaux sur l'extrémité supérieure.

Contrairement à Alexander, qui conseille le drainage, la réunion immédiate par première intention doit être tentée.

Yacksh [1] a fait la résection du plexus sympathique vertébral et du tronc du sympathique au-dessus du ganglion cervical inférieur. La première partie de l'opération exige la ligature en masse de l'artère et de la veine vertébrales : le tout se fait au moyen d'une incision de 8 centimètres, menée le long du bord postérieur du sterno-mastoïdien.

Bojdanik [2] fit la résection du ganglion cervical moyen, par une incision pré-sterno-mastoïdienne.

1. Yacksh, *Wiener med. Woch.*, 1892, t. XLII, p. 617 et 660.
2. Bojdanik, *Wiener med. Press*, 1893, p. 562 et 604.

Les chirurgiens qui, dans ces derniers temps, ont réséqué la totalité du sympathique, ont eu en général recours à une incision située derrière le sterno-mastoïdien et suffisamment étendue pour ne pas gêner les manœuvres opératoires.

La résection du sympathique cervical a été faite dans le goitre exophtalmique (p. 156) et dans l'épilepsie essentielle. Pour ce qui a trait à l'épilepsie, on trouvera, dans le livre de Chipault[1], la relation de 28 opérations dont 24 appartiennent à Alexander : ces dernières ont donné 6 guérisons, 10 améliorations, 4 résultats négatifs, 2 morts après l'opération, mais non de ses suites directes. On aurait donc 25 p. 100 de guérisons; ce sont là des résultats assez encourageants, surtout si l'on songe à la gravité de l'épilepsie essentielle.

1. Chipault, *Chirurgie opératoire du système nerveux*, Paris, 1895, t. II, p. 370.

TABLE DES MATIÈRES

PREMIÈRE PARTIE

CHIRURGIE DES VOIES AÉRIENNES

CHAPITRE PREMIER

LARYNGOSCOPIE. CATHÉTÉRISME ET DILATATION DES VOIES AÉRIENNES

CHAPITRE II

TRAITEMENT ENDO-LARYNGÉ DES POLYPES ET TUMEURS DU LARYNX

CHAPITRE III

TRAITEMENT EXTRA-LARYNGÉ DES POLYPES ET TUMEURS DU LARYNX. — LARYNGOTOMIES

CHAPITRE IV

EXTIRPATION DU LARYNX. — LARYNGECTOMIES

CHAPITRE V

TRACHÉOTOMIE

DEUXIÈME PARTIE

CHIRURGIE DU CORPS THYROIDE

CHAPITRE PREMIER

THYROÏDECTOMIE. — EXOTHYROPEXIE

CHAPITRE II

INDICATIONS THÉRAPEUTIQUES DES GOITRES

TROISIÈME PARTIE

CHIRURGIE DE L'ŒSOPHAGE

CHAPITRE PREMIER

CATHÉTÉRISME DE L'ŒSOPHAGE

CHAPITRE II

ŒSOPHAGOTOMIE

QUATRIÈME PARTIE

CHIRURGIE DES VAISSEAUX, DES GANGLIONS LYMPHATIQUES DES MUSCLES ET DES NERFS DU COU

CHAPITRE PREMIER

LIGATURE DES ARTÈRES DU COU

CHAPITRE II

TRAITEMENT DES ANÉVRYSMES DU COU

CHAPITRE III

CHIRURGIE DES VEINES ET DES GANGLIONS LYMPHATIQUES DU COU

CHAPITRE IV

CHIRURGIE DES MUSCLES ET DES NERFS DU COU

Paris. — L. Maretheux, imprimeur, 1, rue Cassette.

www.ingramcontent.com/pod-product-compliance
Ingram Content Group UK Ltd.
Pitfield, Milton Keynes, MK11 3LW, UK
UKHW031836260826
14628UKWH00001B/424

9 782019 651404